基礎から学ぶ

胃癌の病理

胃粘膜の正常構造・分化に基づいた
胃生検診断（Group分類）へのアプローチ

塚本 徹哉

藤田保健衛生大学
医学部病理診断科Ⅰ准教授

日本メディカルセンター
Nihon Medical Center

推薦の言葉

　本書は，基礎および臨床の初学者から中級者を対象に胃癌病理に対する理解の一助として書かれたものである．病理診断学が対象とする組織形態がもたらす情報量は実に多彩で豊富である．だからこそ，病理診断学の習得には多くの経験が必要ということになるのであるが，私のような臨床家にとっては高いハードルと言わざるをえない．世の中に胃癌の病理を扱った定評ある教科書は数多あるが，個人的にはシックリ来る書物にこれまで巡り会えていなかった．

　著者の塚本徹哉先生は，日本伝統の実験病理学の領域，とくに胃癌発生における食塩の発癌プロモーター作用の解明や $H.\ pylori$ 感染が胃癌発生に果たす役割を動物実験モデルにて解明した研究などにより一時代を画した元 愛知県がんセンター研究所副所長・同腫瘍病理学部部長の立松正衞先生門下にあって中心的な役割を果たしてきたメンバーの1人である．永年に亘り，立松先生を支えてきた塚本先生は，実に控えめで思慮深い方である．その正確かつ緻密な仕事振りには定評のあるところであり，その穏やかな風貌は，書かれた論文でも読み取れる謙虚さと誠実さと信念とで裏打ちされている．

　漸くその力に翳りを見せ始めているとはいえ，この国で暮らす私どもにとって，相変わらず胃癌は最大最悪の厄災の一つである．胃癌との闘いに，これまで多くの優れた病理学者の方々が参画し，多くの患者を救済するとともに，診断学・診療の進歩を支えてこられた歴史がある．塚本先生も，当然，その一人ということになる．すなわち，立松先生門下が出された一連の研究成果により，ヒトでの観察研究では今一つ踏み込めなかった，発癌プロモーターとしての $H.\ pylori$ 感染の役割，除菌による胃癌発生抑制，食塩と $H.\ pylori$ 感染のプロモーター作用の相乗効果などが証明され，これらの実験的根拠を基に，$H.\ pylori$ 感染による胃癌発生に関する科学的理解が可能となり，胃癌一次予防への理論的根拠が構築されたことは衆目の一致するところである．これらの研究過程で発表された，インパクトが高く理路整然とした一連の論文を説得力あるものとするうえで大きく貢献したのは他でもない，提示された美しい病理写真の数々である．研究内容もさることながら，それらに目を通しながら，常々思っていたことは，塚本先生のような一流の研究者が病理学のテキストを書いたら理想的な教科書ができるのではないかということ，すなわち，先生なら組織形態が提示する多彩で豊富な情報を整理し一定の見解に達する病理診断学の道筋を私ども門外漢に判りやすく示していただけるのではないか？ということである．なぜなら，この過程は研究者が常に行っている思考過程（雑多なデーター情報の中から本質的あるいは法則的なものを拾い上げる作業）ときわめて類似しているからである．胃癌病理診断学の体系を，経験則を振りかざして頭ごなしに押し付けるのではなく，背景にある理論的な道筋を素人にも判りやすく示していただけ

るのではないか？そんな思いが時を追うにつれて膨らんで，多忙を極める先生にはご迷惑以外の何物でもないことを自覚しつつも，ダメもとで先生にご執筆をお願いをした次第である．幸運なことに，その思いが通じてでき上がったのが本書である．予想どおり美しい写真，シェーマを駆使し，リサーチマインドが随所に散りばめられた本書は，胃の発癌研究の第一線に身を置き，先頭集団を駆け抜けて来た著者の見識や拘りが遺憾なく発揮され，腫瘍性疾患の本質である増殖分化の異常，さらには背景となる胃粘膜の発生，分化に関する最新の知見までをカバーしたうえで胃癌病理診断学に関する深い理解を促す内容となっている．

　今，この国の医学医療を巡る時の潮流はその速度をますます上げつつある．多忙を極める診療現場で，早急に胃癌病理診断の流れを理解したい読者も多いであろう．そのような時は本書の第3章から読み進めると良いであろう．本書はそのような読者のことも想定し，各章単独でも読者が一定の理解に達するように書かれている．そのようなところにも著者の緻密な性格，人柄を感じていただけるであろう．日常診療に直結した3～6章，そしてサイエンスの薫り高い1～2章，折に触れ精読していただくことで，胃癌病理診断学の普及向上に貢献する多くの人材が誕生するばかりでなく，最近やや陰りを見せている医学研究の領域に心惹かれるリサーチマインドを持った人材が一人でも多く誕生することを願ってやまない．

平成27年4月

和歌山県立医科大学第二内科教授
一瀬　雅夫

序　文

　胃癌は複数の遺伝子異常の積み重ねで起こることがわかってきているが，実際にその診断をする場合，*Helicobacter pylori* 感染を背景に，慢性萎縮性胃炎，腸上皮化生，さらには胃癌，とさまざまな情報を判別しなければならない．そのためには，その対照となる正常胃粘膜の腺上皮の構築，細胞分化，増殖を正しく理解し，そこからのずれを質的量的に把握し，異型性や異型度の判定をするということが必要になってくる．

　本書は，日本メディカルセンター『臨牀消化器内科』2013年1月～6月号に，「基礎から学ぶ胃癌の病理」と題して執筆した連載をベースにしている．当時，実験病理とともに診断にも力を入れなければと思っていた時期であった．そんな折，和歌山県立医科大学第二内科教授　一瀬雅夫先生より，連載のお話，さらに書籍化のお話をいただきお引き受けした次第である．

　本書は，自分が病理を始めて右往左往していたころを思い出しながら，臨床の先生方や若い病理の先生にも，胃粘膜の正常構造・機能・分化，そして，そこから徐々にずれていくさまざまの胃の病変の成り立ちをわかっていただけるようにとの思いで綴ったが，果たしてその目的が達せられたかどうか，ご意見いただければ幸いである．どこを開いてもそこだけで十分な情報が得られるようにしたため，いろいろな所に若干重複があるがご了承いただきたい．

　自分のやってきたことを振り返ると，分子生物学，動物実験，実験病理，乳癌，肺癌，胃癌，大腸癌など，癌の研究というところでは共通項はあったが，どちらかというと行き当たりばったりでいろいろなことをやってきたような気がしていた．しかし，今，ヒトの病理診断をやっていると，ようやく断片的な自分の経験が繋がってきたような心境である．何のためにこの研究をやっているのか．それが顕微鏡の先に見えているのが病理のいいところである．病理診断と研究は異質のもののように思われる方も多いと思うが，研究をやるか診断をやるかの二者択一ではないと思っている．免疫染色や遺伝子解析をして「こんな遺伝子変異が○○癌のリスクファクターです」というのも必要なことだが，日々の病理診断で「こんなことがまだわかっていないんだ」とか「この病気のこの所見は実はこうなんじゃないか」といろいろ思い巡らすことがすでに研究の始まりであると思っている．まずは初めの一歩を踏み出して，究極的には研究したことを臨床に返していけるといいなと思う次第である．

　一瀬雅夫先生には，常日頃からいつも励ましていただき，臨床的側面から胃癌発

生や予防について教えていただいている．本書が形になったのも一重に一瀬先生のお陰である．愛知県がんセンター研究所時代，立松正衞先生（元 愛知県がんセンター研究所副所長・同腫瘍病理学部部長，現 日本バイオアッセイ研究センター客員研究員）には，本書の基礎となるようなヒトと動物の胃癌の実験病理について基礎から教えていただいた．黒田 誠先生（藤田保健衛生大学医学部病理診断科Ⅰ教授）には，実際の病理診断では病理所見だけでなく臨床的側面の重要性を丁寧に教えていただいた．坂倉照好先生（三重大学大学院医学系研究科修復再生病理学分野名誉教授）は，大学時代から自分の実験病理研究の師と思っているがなかなかそこには辿り着けない．連載時には，渡辺英伸先生（ピーシーエルジャパン病理・細胞診センター特別顧問，新潟大学名誉教授）に Vienna Classification や Group 分類改訂の経緯や解釈に関してご教授いただいた．

　日本メディカルセンター『臨牀消化器内科』編集室の澤村玲子さん，有田敏伸さんには言葉では言い尽くせないほどお世話になった．とくに澤村さんには，何度「遅れてすみません」と言ったことか，である．

　お世話になった皆様にこの場を借りて心よりお礼申し上げます．

2015 年 4 月

藤田保健衛生大学医学部病理診断科Ⅰ
塚　本　徹　哉

Contents

基礎から学ぶ胃癌の病理
— 胃粘膜の正常構造・分化に基づいた胃生検診断（Group 分類）へのアプローチ

1 胃粘膜の正常構造と細胞分化

- Ⅰ 解 剖／11
- Ⅱ 胃粘膜の構造／13
- Ⅲ 胃底腺／13
  - 1 胃底腺の細胞分化／13
  - 2 副細胞／13
  - 3 主細胞／16
  - 4 原始主細胞／16
  - 5 壁細胞／16
- Ⅳ 幽門腺／17
  - 1 幽門腺の細胞分化と増殖帯／17
- Ⅴ 神経内分泌細胞／20

附 胃底腺，幽門腺，腸上皮における各種分子の発現パターン／23

2 *Helicobacter pylori* 感染，慢性胃炎，腸上皮化生

- Ⅰ *H. pylori* とその棲息環境／25
- Ⅱ 慢性胃炎／26
- Ⅲ 慢性萎縮性胃炎と腸上皮化生／27
  - 1 腸上皮化生の分類／27
  - 2 胃腸混合型腸上皮化生（gastric-and-intestinal-mixed intestinal metaplasia；GI-IM）／27
  - 3 腸単独型腸上皮化生（solely-intestinal-type IM；I-IM）／27
  - 4 慢性萎縮性胃炎と腸上皮化生の進展／36
- Ⅳ 胃炎の評価／37

3 胃生検組織診断分類（Group 分類）の概要

Ⅰ 胃生検組織診断分類（Group 分類）—13 版から 14 版への改訂のポイント／41
  Group X　生検組織診断ができない不適材料／42
  Group 1　正常組織および非腫瘍性病変／42
  Group 2　腫瘍性（腺腫または癌）か非腫瘍性か判断の困難な病変／42
  Group 3　腺　腫／43
  Group 4　腫瘍と判定される病変のうち，癌が疑われる病変／43
  Group 5　癌／43

4 胃癌（腫瘍）の肉眼型分類，深達度

Ⅰ 胃癌の肉眼型分類／47
Ⅱ 胃癌の深達度／52

5 胃生検診断フローチャート

Ⅰ 腫瘍細胞量は十分か？／53
Ⅱ 腺管の異型性の判定／55
Ⅲ 細胞の異型性の判定／62
Ⅳ 間質を見る／62

6 Group 分類別の病理学的鑑別の実際

（1）過形成性および再生性病変（Group 1）／63

Ⅰ ポリープの肉眼分類／63
Ⅱ ポリープの組織分類／63
  1　胃底腺ポリープ（fundic gland polyp）／63
  2　腺窩上皮型過形成性ポリープ（hyperplastic polyp, foveolar type）／64
  3　消化管ポリポーシス／64
Ⅲ 再生異型／65
  1　潰瘍修復過程における再生上皮／65
  2　残胃過形成性上皮／65
Ⅳ その他／71
  1　黄色腫（xanthoma）／71
  2　壁細胞過形成（parietal cell protrusion/oxyntic cell hyperplasia）／71

(2) 腺腫性病変（Group 3）／81
Ⅰ 腸型腺腫および腺癌／81
1 軽度ないし中等度異型管状腺腫（tubular adenoma）／81
2 低異型度管状腺癌疑い（suspicious of tubular adenocarcinoma）／82
Ⅱ 胃型腺腫／83
1 腺窩上皮型腺腫（foveolar-type adenoma）／83
2 幽門腺型腺腫（pyloric-gland adenoma）／83

(3) 癌確定診断に至る過程（Group 2，Group 4）／93
Ⅰ 癌の診断に至る過程：初回 Group 2 の場合／93
1 再生異型と腫瘍との鑑別が困難な例／93
2 胃底腺領域で再生・変性との鑑別が困難な例／94
3 潰瘍底肉芽組織内の癌の症例／94
Ⅱ 癌の診断に至る過程：初回 Group 3 との鑑別が問題となった場合／95
1 腺腫との鑑別が問題となった例／95
Ⅲ 癌の診断に至る過程：初回 Group 4 の場合／108
1 腺腫か癌かの鑑別が問題となる場合／108
2 組織量が乏しく癌の同定が困難な場合／108

(4) 胃癌の組織診断と免疫組織学的分類（Group 5）／112
Ⅰ 胃癌の病理形態学的分類／112
Ⅱ 構成する細胞の分化をもとにした胃癌の分類／113
1 中分化型管状腺癌（胃腸混合型）／114
2 高分化型管状腺癌（胃底腺主細胞型）／115
3 印環細胞癌（胃腺窩上皮型）／115
4 二重癌：高～中分化型管状腺癌（幽門腺型）と
中～低分化型腺癌（腺窩上皮および幽門腺型）の同時性胃所性胃癌／123
Ⅲ 胃・腸分化マーカー以外の免疫組織学的分類／123
1 HER2 陽性高分化型管状腺癌／123
2 Epstein-Barr virus（EBV）陽性胃癌／127

コラム

- 民族の文化と細胞分化……22
- ピロリ菌かゴミか？……39
- Vienna Classification……45
- 輪切りはこわい……110
- 外か中か？……129

Side memo

- HE染色での色調……14
- PAS染色……18
- 免疫染色の色素……18
- 細胞分化を規定する転写因子……36
- Ki-67……55
- p53……55
- 胃隆起性病変の肉眼分類……65
- 中間径フィラメント……94
- 欧米の胃癌の分類……113
- HER2/neu……115
- Epstein-Barr Virus (EBV)……127

- あとがき………131
- 索　引………132

表紙写真：1章図3（p.14）の一部，コラム図1（p.22）より

1 胃粘膜の正常構造と細胞分化

Normal histology and cell differentiation of the stomach mucosa

POINT

- 表層は腺窩上皮細胞（主要なマーカー：MUC5AC）に覆われ粘膜を保護する.
- 胃底腺固有腺は，副細胞（MUC6），主細胞（pepsinogen Ⅰ），壁細胞（proton pump α-subunit）から構成される.
- 幽門腺固有腺には，幽門腺細胞（MUC6, pepsinogen Ⅱ），神経内分泌細胞（G cell）（chromogranin A, synaptophysin）が存在する.
- 表層腺窩上皮細胞と幽門腺・胃底腺副細胞は異なる粘液を産生する. 前者に *H. pylori* が生息する.

　近年，*Helicobacter pylori*（*H. pylori*，ピロリ菌）感染率の低下や治療法の進歩とともに胃癌は減少の一途をたどっているが，その死亡率は依然高い値を示している.

　筆者らは，スナネズミ（Mongolian gerbils, 学名 *Meriones unguiculatus*），マウス，ラットを用いた実験胃癌の解析とヒト腸上皮化生や胃癌の解析を通じて，胃の正常構築，*H. pylori* 感染による慢性胃炎の経時的変化，胃癌の細胞分化について検討してきた. ヒト胃粘膜の腺上皮の構築，細胞分化，増殖を正しく理解することは，異型性の判定に非常に重要である. 本章では，正常の胃底腺および幽門腺の構築を機能的側面も交えて概説する.

Ⅰ 解 剖

　胃は，食道から連続し，横隔膜直下左上腹部に存在し，十二指腸につながる袋状の管腔臓器である. 内部は，食道との境界の噴門部 cardia, 胃底部 fundus, 胃体部 body, 前庭部 antrum に分けられる. 十二指腸とは幽門輪 pylorus で境される[1]. 「胃癌取扱い規約」[2]では，胃の大彎および小彎を3等分し，それぞれの対応点を結んで，胃を上部（U），中部（M），下部（L）の3領域に分けている（図1）. また，食道（E）と胃の境界を食道胃境界部（EGJ），十二指腸（D）と記載する. 胃壁の断面の区分は，右側の噴門と幽門輪との最短部分を小彎 lesser curvature（Less），左側の大きな膨らみを大彎 greater

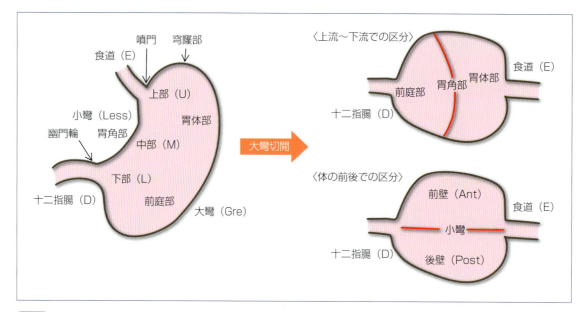

図1 胃の部位

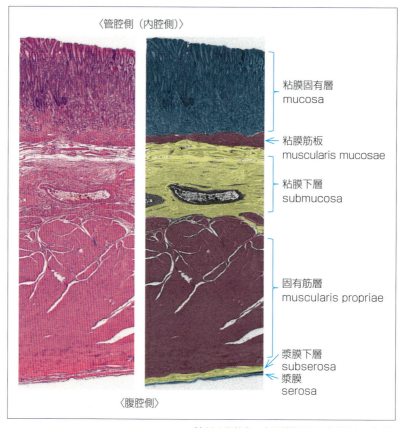

図2 胃粘膜の構造　　　　（左はHE染色，右は部位ごとに色分けしたもの）

1．胃粘膜の正常構造と細胞分化

curvature（Gre），腹側を前壁 anterior wall（Ant），背側を後壁 posterior wall（Post）とする．全周性の場合は Circ と記載する．

小彎側では，左右胃動脈 left and right gastric arteries，大彎側では，左右胃大網動脈 left and right gastroepiploic arteries が灌流し，比較的虚血が起こりにくい臓器とされている[3]．体部は胃底腺粘膜，前庭部は幽門腺粘膜からなり，管腔側から見ると，胃小窩 gastric pit と呼ばれるくぼみが見える[4]．

II 胃粘膜の構造（図2）

胃粘膜は，胃体部（胃底腺領域），前庭部（幽門腺領域）ともに同様の構造をしている．管腔側（内腔側）に粘膜固有層 mucosa があり，表層腺窩上皮下に胃底腺，幽門腺固有の細胞が構成する．直下には，粘膜筋板 muscularis mucosae があり，その下の粘膜下層 submucosa と境している．粘膜下層には疎な結合織に粘膜を栄養する血管や神経叢が存在する．その下には，厚い固有筋層 muscularis propriae があり，胃の蠕動運動を司る．最外層が漿膜 serosa であり，腹腔と境する．漿膜と固有筋層の間が漿膜下層 subserosa である．

III 胃底腺

1 胃底腺の細胞分化

胃底腺粘膜 fundic mucosa（図3）は，表層側を腺窩上皮 foveolar epithelium（表層粘液上皮細胞 surface mucous cell）が覆っており，MUC5AC をコア蛋白とするⅠ型粘液（図4a, b）を産生する[5]．深部には，胃底腺固有腺 fundic gland が存在する（図3）．腺窩上皮と固有腺の間は峡部 isthmus と呼ばれ，細い管状になっている．直下では，比較的狭い領域に増殖帯が存在している．増殖帯に Lgr5 陽性の幹細胞 stem cell が存在し，自己複製を行いながら上下に分化した細胞を供給していると考えられている[3]．増殖帯の細胞は，Ki-67 免疫染色に陽性であることから認識可能である．固有腺は，副細胞，主細胞，壁細胞から構成されている．

2 副細胞

副細胞 mucous neck cell（図4c, d）は，峡部に存在し，淡明な胞体をもった小型円柱状の細胞である．幹細胞由来で増殖能を有する細胞と考えられている．MUC6 をコア蛋白とするⅢ型粘液を産生する[6]．

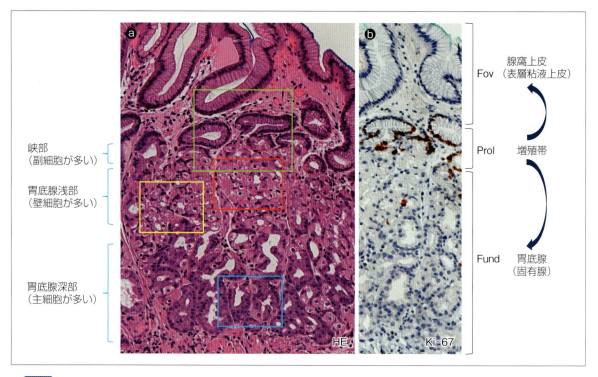

図3 胃底腺粘膜の構築と増殖帯（倍率 100×）

a：表層を腺窩上皮が覆い，深部に固有腺である胃底腺が存在する．HE染色．（図中の緑，黄，青，赤の □ は，図4のa, c, e, gに対応する）
b：腺窩上皮と胃底腺の間に増殖帯が存在する．Ki-67免疫染色．Fov：腺窩上皮，Prol：増殖細胞，Fund：胃底腺

Side memo

HE染色での色調

- **好酸性**：酸性色素エオジン（eosin）は負に荷電しており，正に荷電している細胞質，膠原線維は赤く染まる．

- **好塩基性**：塩基性色素ヘマトキシリン（hematoxylin）が，ヘマテイン（hematein）に酸化され酸化アルミニウムなどの媒染体を介してリン酸などの陰イオンと結合する．負に荷電する核酸（核のDNAなど）やリボソーム（蛋白合成の盛んな細胞の細胞質）とよく反応するため青く染まる．

図4 胃底腺を構成する細胞

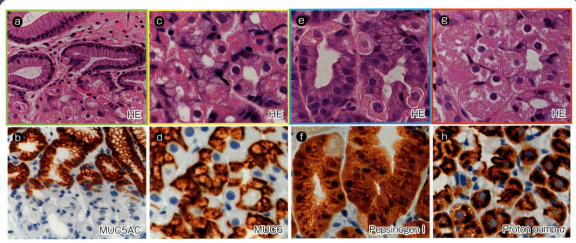

a, b：表層腺窩上皮細胞，c, d：副細胞，e, f：主細胞，g, h：壁細胞
HE染色（a, c, e, g），MUC5AC（b），MUC6（d），Pepsinogen I（f），Proton pump α subunit（h）免疫染色
（倍率 400×）

腺窩上皮（■部分）：腺管の内腔側（●）に豊富な粘液を有する細胞質，基底側（腺管周囲側：黄線）に偏在する核をもつ高円柱上皮細胞からなる．下方は胃底腺とつながっている．

副細胞（■部分）：胃底腺内で峡部に存在．小型立方状で内腔側に淡明な胞体を有し，基底側に偏在する核をもつ．

主細胞（■部分）：胃底腺内で比較的下部に存在する．やや大型で立方状，好塩基性の胞体と，若干基底側寄りに核をもつ．

壁細胞（■部分）：胃底腺内で比較的上部に存在．やや大型で立方状，好酸性の胞体をもつ．核は若干基底側に存在する．

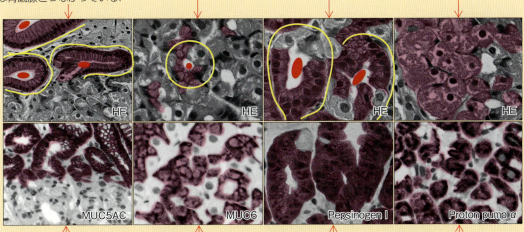

● 内腔側　— 基底膜側

腺窩上皮：I型粘液のコア蛋白MUC5ACは分泌型の蛋白で，セリン，スレオニン残基に多数の糖鎖が結合し，胃粘膜を塩酸などから保護する．H.pyloriが好む粘液でもある．

副細胞：III型粘液のコア蛋白MUC6は分泌型の蛋白であり，多数の糖鎖による修飾を受けている．

主細胞：Pepsinogen Iは主細胞特異的なマーカーである．ABC検診では血清pepsinogen I，IIが測定され，慢性萎縮性胃炎の程度の判定に重要である．

壁細胞：H^+/K^+ ATPaseは，細胞膜に存在するP-type ATPaseの一種で，αおよびβ subunitからなる二量体を形成する．塩酸を産生・分泌して，胃内をpH1〜2に保つ．免疫染色は，α subunitに対する抗体である．

3　主細胞

　主細胞 chief cell, peptic cell（図 4e, f）は，胃底腺の腺底部に多く存在し，好塩基性顆粒状の細胞質をもった細胞で，核は基底側に配列する．胞体内には多量の粗面小胞体を有する．ペプシノーゲン pepsinogen Ⅰ およびⅡを産生し，これらは，それぞれ *pepsinogen A*（*PGA*）および *C*（*PGC*）遺伝子にコードされる．Pepsinogen Ⅰ は胃底腺主細胞特異的に発現し，pepsinogen Ⅱ は胃粘膜全域（胃底腺主細胞，副細胞および幽門腺細胞）と十二指腸 Brunner 腺で産生される[7]．Pepsinogen は，胃内酸性環境下でペプシン pepsin に変換され，活性化されるが，十二指腸で pH の上昇とともに不活化される．

4　原始主細胞

　発生過程における細胞分化を検討した研究では，ラット胃底腺では，主細胞と副細胞の中間的な形質をもつ細胞が存在したとの報告がある[8]．生後 14 日までのマウスでは，主細胞と副細胞が区別できず，原始主細胞 primitive chief cell と呼ばれる 1 種類の pepsinogen Ⅰ 産生細胞のみが存在したとの報告もある[9]．胃底腺由来の腫瘍発生を考えるときに，このような primitive chief cell という概念が重要であり，副細胞のマーカーである MUC6 と主細胞のマーカーである pepsinogen Ⅰ の免疫染色が有用である[10]．

5　壁細胞

　壁細胞 parietal cell（塩酸分泌細胞 oxyntic cell）（図 4g, h）は，おもに胃底腺の浅部に存在し，大型で好酸性の胞体と大型で細胞質のほぼ中央に位置する核をもつ．胞体内には豊富なミトコンドリアが存在し，細胞膜上の H^+/K^+-ATPase（proton pump）に多量の ATP を供給する．塩酸を分泌し，胃内の pH を 1～2 に保っている．H^+/K^+-ATPase は，酵素活性をもつ α subunit と膜貫通領域をもつ β subunit による二量体を形成する．前者は *ATP4A*[11] に，後者は *ATP4B*[12] 遺伝子にコードされる．H^+ の産生とともに発生した HCO_3^- は，血流に乗って壁細胞から表層粘液上皮細胞に達して，表層の細胞を強酸から保護する働きがある[13]．消化性潰瘍や逆流性食道炎の治療薬や *H. pylori* 除菌の補助薬として用いられる lansoprazole, omeprazole などの proton pump 阻害薬（PPI）は，H^+/K^+-ATPase に結合して効果を発揮する．

　また，壁細胞からは vitamin B_{12} の吸収に必須である内因子 intrinsic factor を分泌する．

Ⅳ 幽門腺

1 幽門腺の細胞分化と増殖帯

　幽門腺粘膜 pyloric mucosa（図5）は，表層側の腺窩上皮と深部の幽門腺 pyloric gland からなる[4]．表層側は，胃底腺領域も幽門腺領域も同じである．幽門腺領域では，腺窩上皮で構成される胃小窩は他領域より長い．組織学的には，管腔側に粘液を有する胞体があり，核は，基底側に配列している．免疫組織学的には，MUC5AC に陽性であり，periodic acid Schiff（PAS）で染色される．

　固有腺である幽門腺は複雑に分岐しており，淡明な胞体と基底側に偏在する小腺腔を多数形成する．免疫組織学的（図6）には，MUC6 に陽性である．pepsinogen Ⅱ を産生するが，胃底腺主細胞のような pepsinogen Ⅰ は分泌しない．こちらも，PAS 陽性である．

　MUC5AC 陽性の腺窩上皮と MUC6 陽性の幽門腺の間の染色領域を見ると，両者の overlap は非常に狭く，ここには，増殖帯があり幹細胞が存在すると考えられている．図6では，Ki-67 陽性の増殖帯が本来の位置よりも上方に広がっているが，これは，慢性炎症による反応性の変化である．マウス，ラット，スナネズミなどの実験動物では，腺管と腺管の間は密に配列しており，間質には少数のリンパ球が介在するのみであるが，ヒトでは，生検あるいは手術検体のほとんどすべては H. pylori に感染後の状態であるため，完全な正常像を呈示するのは困難である．

図5 幽門腺粘膜

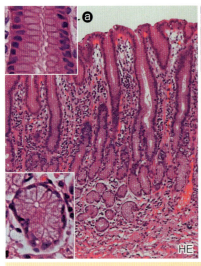
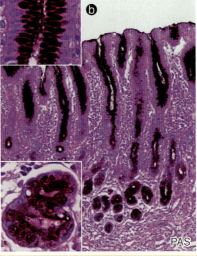

a：HE 染色，
　　左上 inset：腺窩上皮，
　　左下 inset：幽門腺．
b：PAS 染色，
　　左上 inset：腺窩上皮，
　　左下 inset：幽門腺．
（倍率 100×）

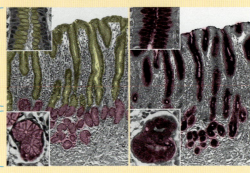

腺窩上皮（表層粘液上皮）（□部）：表層から深部幽門腺に続く管状の腺管．

幽門腺（固有腺）（■部）：上方の腺窩上皮から移行し，楕円形ないし円形の腺腔を形成する．

腺窩上皮，幽門腺とも，PAS 染色陽性の粘液を有する．

Side memo

PAS 染色

● 正しくは，PAS 反応〔Periodic acid Schiff (PAS) reaction〕である．糖質を過ヨウ素酸で酸化し，生じたアルデヒド基を Schiff 試薬で検出する．粘液やグリコーゲンは赤紫色に染色される．

免疫染色の色素

● 免疫染色では，1 次抗体に対して 2 次抗体を結合させ，2 次抗体にラベルしてある酵素に対して適切な発色基質を反応させる．酵素としては，ホースラディッシュペルオキシダーゼ horse radish peroxidase (HRP)，基質としては，3,3′-diaminobenzidine (DAB) を用いることが多く茶色に発色する．基質として AEC (3-amino-9-ethylcarbazole) を用いれば赤色になる．酵素にアルカリフォスファターゼ intestinal alkaline phosphatase，基質に NBT (nitro-blue tetrazolium chloride) /BCIP (5-bromo-4-chloro-3′-indolyphosphate p-toluidine salt) を用いれば青色に発色する．

図6 幽門腺細胞の増殖と分化

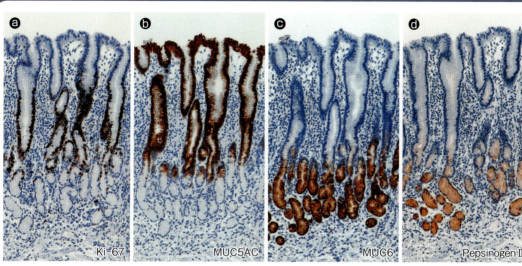

a：Ki-67 免疫染色，b：MUC5AC 免疫染色，c：MUC6 免疫染色，d：Pepsinogen Ⅱ免疫染色（倍率 100 ×）

腺窩上皮（■部）：腺管の開口部側（図上方）に豊富な粘液を有する高円柱上皮細胞からなる．下方は幽門腺とつながっている．コア蛋白 MUC5AC のセリン，スレオニン残基に多数の糖鎖が結合し，Ⅰ型粘液となる．表層に分泌され胃粘膜を保護するが，ここに H. pylori が棲息する．

幽門腺（■部）：Pepsinogen Ⅱは，幽門腺の他に胃底腺主細胞でも副細胞でも産生される．胃内に分泌された後，酸性環境下で活性型の pepsin となる．Pepsin の至適pHは2であり，胃内では活性があるが，十二指腸中性環境下では活性を失う．

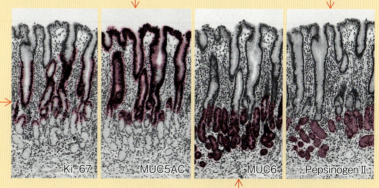

増殖帯（■部）：Ki-67 陽性の増殖細胞が分布する．本来は腺窩上皮と幽門腺細胞の間の狭い範囲に存在するが，ここでは慢性炎症によって増殖帯が拡大している．それに伴って腺窩上皮が過形成となり，幽門腺は萎縮気味である．慢性萎縮性胃炎の始まりである．

幽門腺（■部）：粘膜深部に存在．管状あるいは小腺腔状の形態を示す．コア蛋白 MUC6 を産生する．多数の糖鎖の修飾を受けたⅢ型粘液を分泌する．とくに GlcNAc 構造が特徴的．モノクローナル抗体 HIK1083 で認識される糖鎖である．H. pylori に抗菌的に働く．

図7 幽門腺の神経内分泌細胞

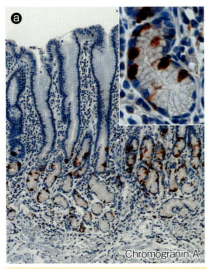
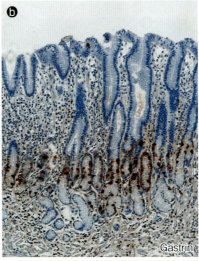

a：Chromogranin A 免疫染色，
　右上 inset：拡大図，
b：Gastrin 免疫染色
（倍率 100×，inset：400×）

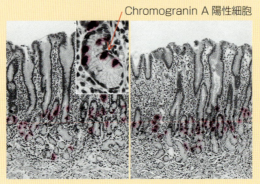

神経内分泌細胞（■部）：
比較的腺底部に分布する．Chromogranin A は 439 アミノ酸からなり，神経内分泌細胞の分泌顆粒に存在する酸性糖蛋白である．臓器非特異的なマーカーである．

Chromogranin A 陽性細胞

G 細胞（■部）：Gastrin は，幽門腺領域 G 細胞から分泌される消化管ホルモンである．アミノ酸 17 個からなる gastrin 17，34 個からなる gastrin 34 などが存在する．H.pylori 感染があると，壁細胞が傷害され，胃内 pH の上昇により G 細胞の過形成性の増生をきたす．

V 神経内分泌細胞

　幽門腺内には，多数の神経内分泌細胞が存在する．免疫組織学的には，chromogranin A（図7a），synaptophysin，CD57 陽性である．Gastrin（図7b）を分泌する G cell，somatostatin を分泌する D cell などがある．

　胃の解剖，部位による固有腺の違い，正常構成細胞について，機能的な側面を交えながら概説した．細胞異型や構造異型は，正常細胞の形態や正常腺の構造からの偏倚量として把握されるものであるので，病理診断に際し，正常組織の把握は非常に重要なことである．
　章末の**附図・附表**に正常胃底腺，幽門腺，腸上皮における各種分子の発現パターンと抗体・染色リストをあげているので参考にしていただきたい．

文献

1) Netter F. H. 著,相磯貞和 訳:ネッター解剖学アトラス(原著第4版). Elsevier Japan, 東京, 2007
2) 日本胃癌学会 編:胃癌取扱い規約(第14版). 金原出版, 東京, 2010
3) Payne, W. and Tan, D.: Introduction to the normal histology and physiology of the stomach. Tan, D. and Lauwers, G. Y. (eds.): Gastric Cancer. 3-10, Lippincott Williams & Wilkins, Philadelphia, PA, 2011
4) Young, B. and Heath, J. W.: Gastrointestinal tract. Wheather's Functional Histology. 249-273, Churchill Livingston, London, 2000
5) Tatematsu, M., Tsukamoto, T. and Inada, K.: Stem cells and gastric cancer: role of gastric and intestinal mixed intestinal metaplasia. Cancer Sci. 94; 135-141, 2003
6) Katsuyama, T. and Spicer, S. S.: Histochemical differentiation of complex carbohydrates with variants of the concanavalin A-horseradish peroxidase method. J. Histochem. Cytochem. 26; 233-250, 1978
7) 北内信太郎, 清水靖仁, 柳岡公彦, 他:ペプシノゲン—遺伝子構造,発現制御とメチル化,新しい分子種. 臨牀消化器内科 17; 1543-1547, 2002
8) Suzuki, S., Tsuyama, S. and Murata, F.: Cells intermediate between mucous neck cells and chief cells in rat stomach. Cell Tissue Res. 233; 475-484, 1983
9) Kataoka, K., Takeoka, Y. and Furihata, C.: Immunocytochemical study of pepsinogen 1-producing cells in the fundic mucosa of the stomach in developing mice. Cell Tissue Res. 261; 211-217, 1990
10) Tsukamoto, T., Yokoi, T., Maruta, S., et al.: Gastric adenocarcinoma with chief cell differentiation. Pathol. Int. 57; 517-522, 2007
11) Kuhlbrandt, W.: Biology, structure and mechanism of P-type ATPases. Nat. Rev. Mol. Cell Biol. 5; 282-295, 2004
12) Bab-Dinitz, E., Albeck, S., Peleg, Y., et al.: A C-terminal lobe of the beta subunit of Na, K-ATPase and H, K-ATPase resembles cell adhesion molecules. Biochemistry 48; 8684-8691, 2009
13) Kierszenbaum, A. L.: Upper digestive segment, Organ systems: the alimentary system. Histology and Cell Biology, an Introduction to Pathology (2nd ed.). 429-457, Mosby Elsevier, Philadelphia, PA, 2007

コラム裏話

　胃底腺細胞の多様性を説明するのにいいサンプルはないかと思い巡らせていた時に,確かレインボーコーンというのがあったかなと思い,インターネットを探すと,何と思っていたより格段にカラフルなグラスジェムコーンというのを発見. 長野県朝日村のマモサファームに注文することにした. 写真を見ると,本当にさまざまな色合いである. しかし色の指定はできそうもない. 困ったあげく数本注文した. ネットショッピングにしてはレスポンスが遅いなと思っていたが,数日して来たお返事をみると,「タネまき用なのにそんなにたくさん?」と転売をご心配されていたようである. 現地アメリカでも日本でも紹介されてからかなりの品薄状態のようで,ほかのサイトでは高額な値段で売っているところもあるため無理もない.

　「自分が胃癌の研究をしていて,胃の細胞の説明のために…」と説明したところ,本当に親切にいろいろな色のコーンを送ってくださった. それが,コラムと裏表紙になったものである. マモサファームの須藤様,ありがとうございました. この場を借りてお礼申し上げます.

コラム　民族の文化と細胞分化

図1を見ていただきたい．トウモロコシ Rainbow corn の一種でグラスジェムコーン glass gem corn と命名されている．Oklahoma の Carl L. Barnes 氏によって開発されたものである．

Barnes 氏は Cherokee（アメリカ先住民）と Scotch-Irish の血を引いている．彼は Cherokee 民族のルーツ roots を求めてさまざまなことを学び，農業で学位を得，同時に農業も営んでいた．彼は，自分の農地にまだ古来のトウモロコシが残っていることに気づき，それらを1800年代の民族の移動とともに失われかけた他の種とも交配できることを発見した．そして，数年をかけてこの古代トウモロコシをもう一度蘇らせることに成功したのである．このトウモロコシの復活は，先代の先住民の人々の間でも失われつつあった民族の文化やアイデンティティを復活させることに一役買ったのである．彼は，さらに自分の農地の古代トウモロコシと仲間のものとを交配して，古代トウモロコシの復活に力を注ぎ，その輪はアメリカ全土に広がることとなった．先住民の間では，このトウモロコシはもっと宗教的な意味をもっており，トウモロコシの一粒一粒「聖なる種」が人への神秘的な関わりをもっていたのである．

このようなさまざまな色の粒を見ると，胃底腺組織内での細胞の多様性が頭に浮かぶ（図2）．胃底腺組織は，表層を腺窩上皮に覆われている．腺窩上皮は胃粘膜表層を保護するⅠ型粘液を産生するため，細胞質はそれを反映してHE染色でも淡明である．その下の峡部には，副細胞が存在する．細胞の形態は腺窩上皮細胞とやや異なりⅢ型粘液を産生する．細胞質は同様に淡明である．その下には壁細胞と続く．壁細胞では豊富なミトコンドリアを有し，細胞外に塩酸を分泌するという重要な役割を果たしている．HE染色では好酸性の色調（赤）を呈する．主細胞は一番下方に位置している．Pepsinogen を分泌するために多量の粗面小胞体をもち好塩基性の色調（青）となる．これらの色を CMYK（シアン・マゼンタ・イエロー・クロ）で分解すると，腺窩上皮細胞は C10 M50 Y0 K0，副細胞は同じく C10 M50 Y0 K0，壁細胞は C20 M80 Y0 K0 とマゼンタが多く，主細胞は C50 M90 Y10 K0 とシアンが多い．しかし全体には思ったほど違わない．ヘマトキシリンとエオジンの2色だけで染色しているので到底グラスジェムコーンには敵わない．でも，病理医は，その微妙な色調の違いを読み分けて，病変が何か，どんな炎症細胞が出ているのか，腫瘍の本体が何か，日々思いを巡らせて診断しているのです．それにしてもこのトウモロコシ，bが一番胃底腺に近く，aは偽幽門腺化生気味，cはちょっと腸上皮化生か，dはもう腺腫かななどと想像していますが，どう思いますか？

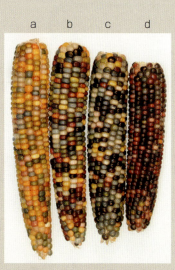

図1　グラスジェムコーン
色違いの4本を購入．何色あるのか数えるのを楽しみにしている．

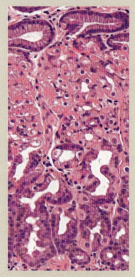

図2　正常胃底腺
（HE染色，倍率100×）
（1章 図3より．細かい色合いは図4参照）

参考資料
1) Schoen, G.: The Origins and Journey of 'Carl's Glass Gems' Rainbow Corn, MotherEarthNews, Ogden Publications web site, 2012 (http://www.MotherEarthNews.com/Rainbow-Corn)
2) CMYK 分解は，Carl Zeiss 社デジタルカメラ AxioCam で撮影し PhotoShop を使用．

附　胃底腺，幽門腺，腸上皮における各種分子の発現パターン

- 胃底腺，幽門腺の模式図と各種マーカーの発現について示す（**附図**）．
- 表層胃腺窩上皮は胃底腺，幽門腺を問わず，胃粘膜全体の表層側で共通して存在し，細胞質にムチンコア蛋白 MUC5AC，核に転写因子 SOX2 の発現がある．胃底腺副細胞と幽門線細胞はよく類似しており，共に発現する因子として，MUC6 と pepsinogen II を有する．胃底腺では，塩酸を分泌するための proton pump α subunit をもつ壁細胞，さらにその深部に pepsinogen I, II を産生する主細胞が存在する．
- 腸上皮化生腺管の説明するために，ここでは腸上皮細胞について記す．吸収上皮細胞は，腺管内腔側の刷子縁に CD10 が陽性となる．杯細胞には MUC2 陽性の粘液がある．腸上皮には共通に核に転写因子 CDX2 の発現がある．

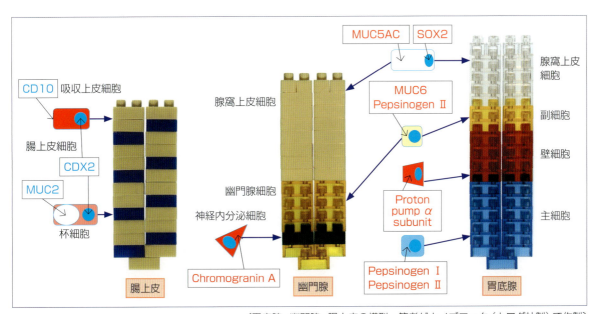

附図　各種マーカーの発現パターン

〔胃底腺，幽門腺，腸上皮の模型．筆者がナノブロック（カワダ社製）で作製〕

- また，本書で使用する抗体について，次ページの**附表**にまとめているのでご参照いただきたい．

附表 使用した抗体，特殊染色，*in situ* hybridization プローブリスト

細胞等の分類	抗体/特殊染色	機能	消化管標的細胞	局在	メーカー	クローン	ホスト
胃型上皮細胞	MUC5AC	ムチンコア蛋白	腺窩上皮細胞（表層粘液上皮細胞） Foveolar epithelial cell (Surface mucous cell)	細胞質および細胞膜	Novocastra	CLH2	mouse
	MUC6	ムチンコア蛋白	幽門腺細胞 Pyloric gland cell 胃底腺副細胞 Mucous neck cell	細胞質および細胞膜	Novocastra	CLH5	mouse
	Pepsinogen I	消化酵素	胃底腺主細胞 Chief cell	細胞質	AbB Serotec	8003 (99/12)	mouse
	Proton pump α subunit	H^+/K^+ ATPase	胃底腺壁細胞 Parietal cell	細胞質	MBL	1H9	mouse
	Pepsinogen II	消化酵素	幽門腺細胞 Pyloric gland cell	細胞質	Biogenesis	90/10	mouse
	SOX2	転写因子	腺窩上皮細胞	核	Chemicon	poly-clonal*	rabbit
	Periodic acid Schiff (PAS)	粘液	腺窩上皮細胞および幽門腺細胞 Foveolar and pyloric cell	細胞質	特殊染色	—	—
腸型上皮細胞	MUC2	ムチンコア蛋白	杯細胞 Goblet cell	細胞質および細胞膜	Novocastra	Ccp58	mouse
	CD10	糖蛋白	吸収上皮細胞 Absoptive cell	細胞膜	DAKO	56C6	mouse
	Villin	吸収上皮刷子縁構造蛋白	吸収上皮細胞 Absoptive cell	管腔側細胞膜	Transduction Laboratory	12	mouse
	CDX2	転写因子	腸型細胞全般 Intestinal cell	核	BioGenex	CDX2-88	mouse
	Alcian blue	粘液	杯細胞 Goblet cell	細胞質	特殊染色	—	—
その他の上皮細胞	Cytokeratin (CAM5.2)	上皮細胞中間径フィラメント	腺上皮細胞 Glandular epithelial cell	細胞質	BD Bioscience	CAM5.2	mouse
	Chromogranin A	分泌顆粒	神経内分泌細胞 Neuroendocrine cell	細胞質	DAKO	polyclonal	rabbit
間葉系細胞	Vimentin	間葉系細胞中間径フィラメント	間葉系細胞 Stromal cell 炎症細胞 Inflammatory cell	細胞質	DAKO	V9	mouse
	CD34	細胞膜糖蛋白	血管内皮細胞 Endothelial cell	細胞膜	Immunotech	QB End10	mouse
炎症細胞	CD68	細胞膜糖蛋白	マクロファージ（泡沫細胞） Macrophage (Foamy cell)	細胞膜	DAKO	KP-1	mouse
増殖マーカー/癌遺伝子	Ki-67	核蛋白	増殖細胞（核） Proliferating cell	核	DAKO	MIB-1	mouse
	p53	核蛋白	癌抑制遺伝子 Tumor suppressor gene	核	DAKO	DO-7	mouse
	HER2/neu	受容体型チロシンキナーゼ	癌遺伝子（細胞膜） Oncogene	正常では細胞膜	Roche	4B5	rabbit
	HER2/CEP17 FISH	—	—	核	Abbott	パスビジョンHER-2 DNAプローブキット	—
病原体	EBER-ISH	Epstein-Barr virus Encoded Small RNAs	Epstein-Barr virus	感染細胞の核	DAKO	PNA probe	—
	Helicobacter pylori	—	*Helicobacter pylori*	菌体	DAKO	polyclonal	rabbit

* 現在は生産中止

2 *Helicobacter pylori* 感染，慢性胃炎，腸上皮化生

Helicobacter pylori infection, chronic gastritis, and intestinal metaplasia

POINT

- *H. pylori* 感染が慢性胃炎と胃癌発症の原因である．
- 腸上皮化生は，*H. pylori* 感染によって引き起こされる胃腸混合型から腸単独型への連続的な変化である．
- 固有腺の萎縮と腸上皮化生は同時に進行する．
- 胃型，胃腸混合型，腸単独型の形質は転写因子の制御により腺管単位で変化していく．

　多くの疫学的研究により，Helicobacter pylori（*H. pylori*，ピロリ菌）が慢性胃炎，胃潰瘍，腸上皮化生さらには胃癌や MALT（mucosa associated lymphoid tissue）リンパ腫などの発症に重要な要因であることが明らかとなってきた[1),2)]．しかし，一方でその発生機序は十分解明されていない．胃癌は，分化型 vs. 未分化型，腸型 vs. 胃型，あるいは，intestinal type vs. diffuse type などのように分類されるが，腸上皮化生が前癌病変であるという前提のもとに議論されており，また，形態と胃・腸への分化が混在して，非常に混乱しているのが現状である．

　本章では，慢性胃炎と腸上皮化生に焦点を当てて，*H. pylori* 感染とそれに続いて引き起こされる徐々に進行する腸上皮化生について概説したい．

I *H. pylori* とその棲息環境

　H. pylori は，1983 年，オーストラリアの Warren と Marshall によってヒト慢性胃炎患者から単離された[3),4)]．*H. pylori* は，細長いらせん状の菌体（bacillary form）をもつ桿菌であり（図 1a, c），数本の鞭毛を使って胃の粘液中を移動するが，棲息環境が悪化すると球状の coccoid form（図 1b, d）になることが知られている[5)]．病理検体では，強い炎症細胞浸潤を伴った慢性胃炎があり，腸上皮化生がなく，表層上皮に粘液の付着がみられる部位に *H. pylori* が棲息している（表 1）．図 1（a, b）では，青色の矢印を目指して拡大していくと容易に *H. pylori* を発見できる．

　ヒト胃粘膜表層粘液を詳細に検討した研究では，表層腺窩上皮粘液と幽門腺

表1 *H. pylori* 探しのポイントと判定（図1参照）

- 炎症の強い所を探す．
- 表層が胃腺窩上皮で覆われており，腸上皮化生のないところを探す．
- 表層に粘液が付着しており，汚い印象の所を探す．
- *H. pylori* は，表層粘液内や表層腺窩上皮の表層にいるはず．
- 桿状の菌体（bacillary form）は，免疫染色でも Giemsa 染色でも容易に同定可能．球状の菌体（coccoid form）が少量だと Giemsa 染色では腺管内の *H. pylori* と同程度の大きさの顆粒状のゴミ（死細胞の残渣か？）との鑑別が難しい．
- *H. pylori* がいるはずの場所を探してもいない場合は，臨床医に他の *H. pylori* 検査方法も併用してもらう．

粘液が，表層で交互に層状構造を形成し，*H. pylori* は，腺窩上皮粘液内や腺窩上皮表層に棲息することがわかっている[6]．幽門腺粘液には，*H. pylori* 細胞壁の cholesteryl-α-D-glucopyranoside 生合成を阻害する α1,4-GlcNAc 残基を有する糖鎖が存在し，*H. pylori* に対して防御的に働くためと考えられている[7]．

一方，腸上皮化生が進行し，胃型の粘液がなくなると病理組織学的には *H. pylori* を発見することは困難になる（図1e, f，青色矢印）．

II 慢性胃炎（図2）

H. pylori 感染によって慢性胃炎が惹起され，好中球，リンパ球浸潤，リンパ濾胞の形成，形質細胞浸潤がみられる（図2a）．上皮には，強い再生性の変化がみられるが，表層には，periodic acid Schiff（PAS）および MUC5AC 陽性の腺窩上皮が存在する（図2b, d）．腺窩上皮の核には，転写因子である SOX2 が発現している（図2d, inset）．腺底部には MUC6 陽性の幽門腺がみられる（図2e）．腺窩上皮と幽門腺との境界部の増殖帯では細胞増殖のマーカーである Ki-67 陽性である（図2f）．リンパ濾胞胚中心でも強い細胞増殖が観察される．形態的にも CDX2 免疫染色でも腸上皮化生はみられない（図2c）．腺底部⟷増殖帯⟷腺開口部方向の細胞分化，細胞増殖を含めた極性は保たれている．

以上のように，炎症の比較的初期には，ほぼ正常の基本的構築を示す．

III 慢性萎縮性胃炎と腸上皮化生

1 腸上皮化生の分類

　歴史的に腸上皮化生は，Paneth 細胞の出現程度により完全型と不完全型[8]に，形態学的変化とムチンの発現により小腸型と大腸型[9]に，あるいは，high iron diamine-Alcian blue（HID-AB）染色による type Ⅰ～Ⅲ[10]に分類されてきた．

　慢性胃炎が進行すると，胃の固有腺の萎縮とともに腸上皮化生が進行する．筆者らは，胃型上皮が残存しつつ腸型上皮に置き換わっていく過程を「胃腸混合型腸上皮化生」（gastric-and-intestinal-mixed intestinal metaplasia；GI-IM），胃型上皮が消失し腸型上皮細胞のみとなった段階を「腸単独型腸上皮化生」（solely-intestinal-type IM；I-IM）と分類してきた[11),12)]．スナネズミに *H. pylori* を感染させると，時間の経過とともに腸上皮化生が出現し，初期には胃腸混合型であるが，次第に腸単独型に変化していくことが示されており[13)]，腸上皮化生は胃から腸への経時的な変化として把握できる．

2 胃腸混合型腸上皮化生（gastric-and-intestinal-mixed intestinal metaplasia；GI-IM）（図3）

　GI-IM では，杯細胞の出現とともに，腺窩上皮は胃腺窩上皮と腸吸収上皮の中間的な形態と形質発現を示す．杯細胞の粘液は，胃腺窩上皮に陽性の PAS と，腸杯細胞に陽性の Alcian blue（AB）ともに陽性である（図3b, c）．MUC5AC の発現は残っており（図3d），MUC2 陽性の杯細胞や CD10 陽性の吸収上皮細胞も出現してくる（図3g, h）．胃型転写因子の SOX2 と腸型転写因子の CDX2 の両方が発現する時期である[14)]．MUC6 陽性の幽門腺細胞は減少傾向にあるが，まだ腺底部に残存している（図3e）．MUC5AC と MUC6 の重なりは正常組織と同程度である．増殖帯は腺窩上皮と幽門腺との間に存在し，正常の構築を保っている．

3 腸単独型腸上皮化生（solely-intestinal-type IM；I-IM）（図4）

　さらに腸上皮化生が進行すると，MUC5AC 陽性の胃腺窩上皮成分や MUC6 陽性の幽門腺成分は消失し（図4c, d），腺上皮全体が MUC2 陽性の杯細胞と CD10 陽性の吸収上皮細胞で占められる（図4f, g）．また，腺底部には，Paneth 細胞が出現する（図4a）．CDX2 もすべての腸型細胞の核に強い発現を示す（図4h）．この段階が I-IM である．腺窩上皮細胞の核に発現していた SOX2 の発現は消失する[14)]．

図1 慢性胃炎と *H. pylori* 感染

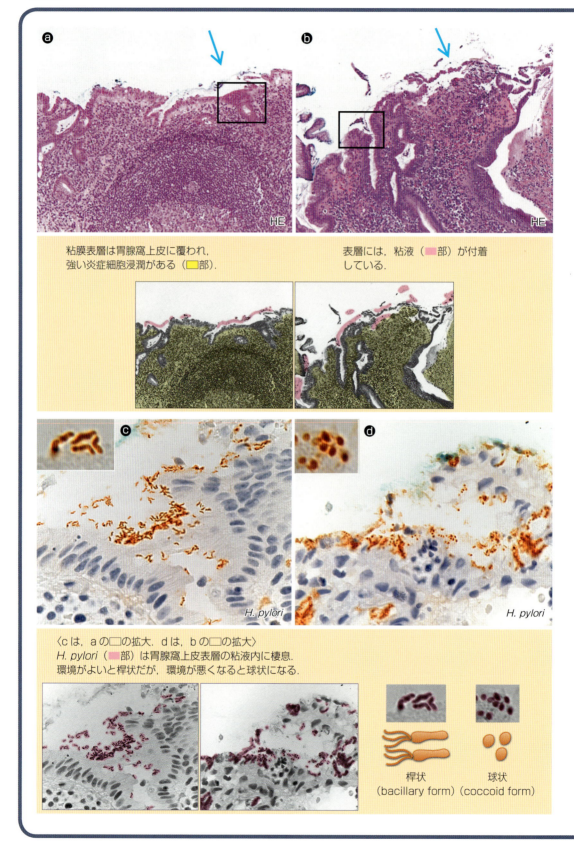

粘膜表層は胃腺窩上皮に覆われ、強い炎症細胞浸潤がある（■部）．

表層には、粘液（■部）が付着している．

〈cは、aの□の拡大．dは、bの□の拡大〉
H. pylori（■部）は胃腺窩上皮表層の粘液内に棲息．環境がよいと桿状だが、環境が悪くなると球状になる．

桿状 (bacillary form)　球状 (coccoid form)

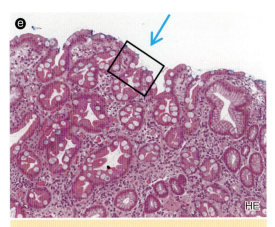

粘膜表層は腸上皮化生上皮に覆われている．単核球主体の軽度～中等度の炎症細胞浸潤がある（■部）．腸上皮化生をきたすと炎症は軽快する傾向にある．表層粘液はあまりみられない．

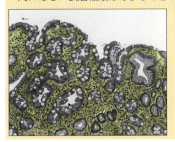

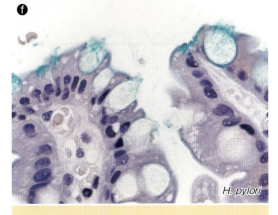

〈eの□部の拡大〉
H. pylori はみられない．

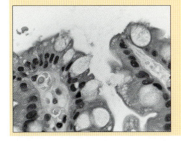

▶ a～d：強い炎症細胞浸潤を伴った慢性胃炎の組織像（a, b）．表層上皮に粘液の付着がみられる（青色矢印）．腸上皮化生はみられない．このようなところに注目すると *H. pylori* を探しやすい．*H. pylori* は表層上皮に付着して棲息（c, d）する．桿状・らせん状（bacillary form）（c）あるいは球状（coccoid form）（d）の形態をとる．

▶ e, f：腸上皮化生が進行すると表層の粘液は目立たず（e, 青色矢印），*H. pylori* もみられない（f）．

a, b, e：HE 染色（倍率 100×）
c, d, f：*H. pylori* 免疫染色（倍率 630×，inset：デジタル拡大）

図2 慢性胃炎

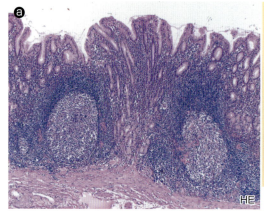

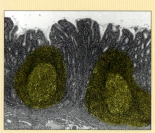

腸上皮化生がない慢性胃炎の粘膜．この時期のほうが炎症細胞浸潤が強い．リンパ濾胞の形成もみられる（■部）．

HE

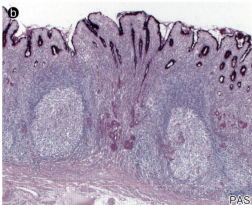

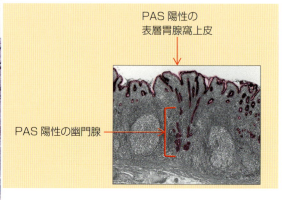

PAS 陽性の表層胃腺窩上皮

PAS 陽性の幽門腺

PAS

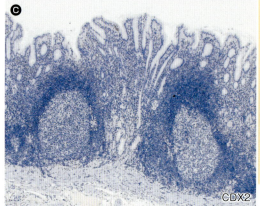

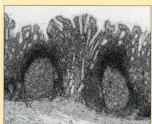

腸上皮化生はなく，CDX2 は陰性

CDX2

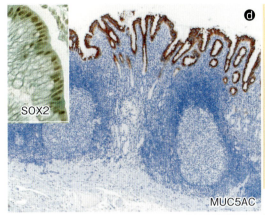

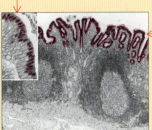

核に局在する胃型転写因子 SOX2 の発現がよく保たれている（■部）．

MUC5AC 陽性の胃腺窩上皮（■部）．発現はよく保たれている．

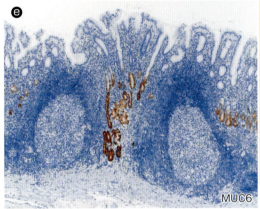

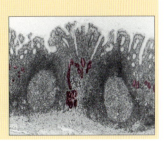

MUC6 陽性の幽門腺上皮（■部）．炎症細胞やリンパ濾胞に押されて萎縮傾向ではあるが，しっかり残存している．

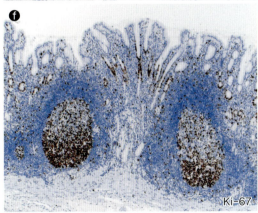

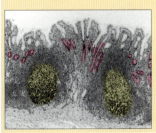

MUC5AC と MUC6 が重なるあたりの比較的狭い範囲で Ki-67 陽性の増殖帯がある（■部）．炎症が強いと増殖帯が拡大する傾向にある．腫瘍になると MUC5AC と MUC6 の重なりや Ki-67 陽性の増殖帯が広がる傾向にある．
リンパ濾胞胚中心のリンパ球も増殖しているのがわかる（□部）．

▶強いリンパ濾胞の形成を伴った幽門腺粘膜．

a：HE 染色，b：PAS 染色，c：CDX2 免疫染色，d：MUC5AC 免疫染色，inset：SOX2 免疫染色，核に局在する転写因子．e：MUC6 免疫染色．f：Ki-67 免疫染色（倍率：a〜f：50×，d の inset：200×）

図3 胃腸混合型腸上皮化生

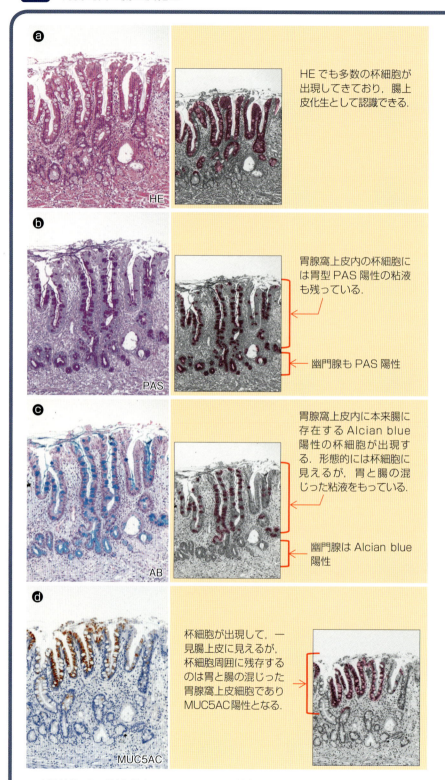

a：HE 染色，b：PAS 染色，c：Alcian blue 染色，d：MUC5AC 免疫染色，e：MUC6 免疫染色，f：Ki-67 免疫染色，g：MUC2 免疫染色，h：CD10 免疫染色（倍率 100×）

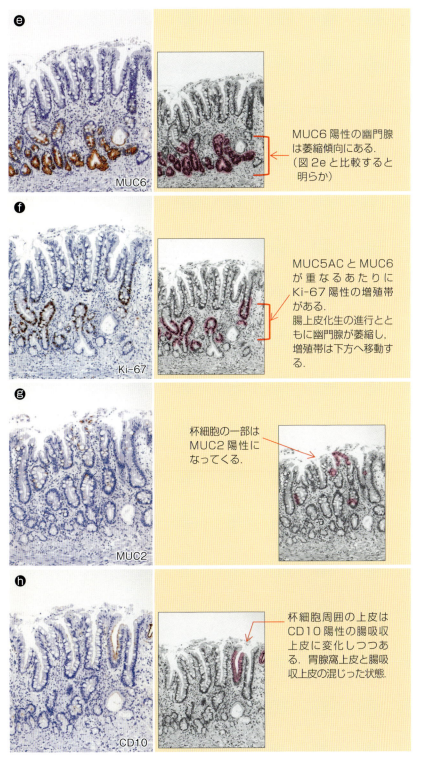

▶腸上皮化生の初期像．腸杯細胞の出現と幽門腺の萎縮が同時に始まっている．胃型形質（MUC5AC や MUC6）は十分残存しており，腸型形質（MUC2, CD10, CDX2）の発現が始まる．

図4 腸単独型腸上皮化生

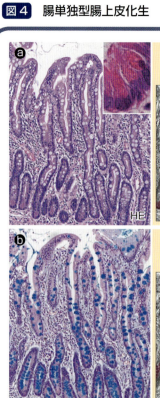

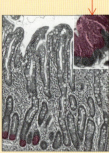

好酸性顆粒を有するPaneth細胞

HEでも腺管全体に多数の杯細胞が出現してきている．腺底部にはPaneth細胞の出現も確認できる．腸上皮化生の完成と認識される．腺管の形態が異常になってくるとPaneth細胞の分布も不規則になる．

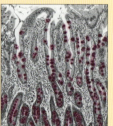

腺管全体にAlcian blue陽性の杯細胞が分布．

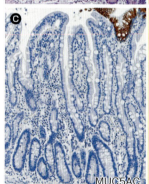

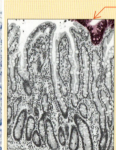

隣の腺管のMUC5AC陽性像が見えている．

表層上皮はMUC5AC陰性となり，胃腺窩上皮粘液は消失．

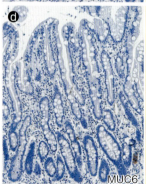

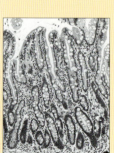

MUC6陽性の幽門腺は完全に萎縮し完全に消失．固有腺の萎縮の完成

a：HE染色，inset：Paneth細胞．b：Alcian blue染色．c：MUC5AC免疫染色．d：MUC6免疫染色．e：Ki-67免疫染色．f：MUC2免疫染色．g：CD10免疫染色．h：CDX2免疫染色．inset：核に局在する転写因子（倍率：a〜h：100×，aのinset：400×，hのinset：400×）

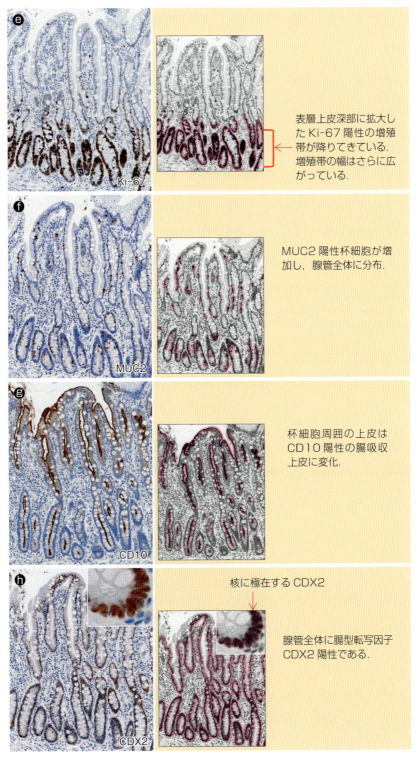

▶腸上皮化生の完成像．腺管すべてが腸杯細胞，吸収上皮細胞，Paneth細胞で占められている．胃型形質の残存はみられない．

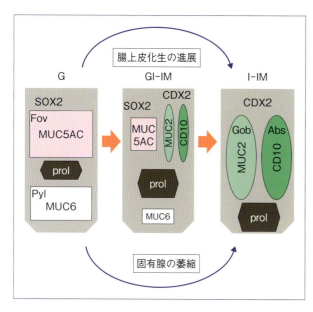

図5 幽門腺の萎縮と腸上皮化生の進展

慢性胃炎によって幽門腺固有腺（G）の萎縮とともに，胃腸混合型腸上皮化生（GI-IM）から腸単独型腸上皮化生（I-IM）に進展する．その過程で，胃型転写因子SOX2の発現低下とともに腸型転写因子のCDX2の異所性発現が起こり，それらに制御されている種々の分化マーカーの発現が抑制あるいは誘導される．増殖帯の位置は徐々に拡大し腺底部に移動する．

G：幽門腺粘膜，GI-IM：胃腸混合型腸上皮化生，I-IM：腸単独型腸上皮化生，Fov：腺窩上皮，Pyl：幽門腺，prol：増殖帯，Gob：杯細胞，Abs：吸収上皮

4 慢性萎縮性胃炎と腸上皮化生の進展

腸上皮化生の進展は，模式的には図5のように表せる．慢性胃炎によって幽門腺固有腺の萎縮とともに，胃腸混合型腸上皮化生から腸単独型腸上皮化生に進展する．その過程で，腺管単位で，胃型転写因子SOX2の発現低下とともに腸型転写因子のCDX2の異所性発現が起こる．SOX2に制御されているMUC5AC，CDX2に誘導されるMUC2など下流の種々の分化マーカーの発現が抑制あるいは異所性発現する．固有腺（幽門腺）の萎縮とともに増殖帯の位置は徐々に拡大し腺底部に移動する．増殖帯が腺底部に移動していることか

Side memo

細胞分化を規定する転写因子

- **胃型転写因子**として，SOX2が挙げられる．Sox2は，Sry-like high-mobility group（HMG）boxを有する転写因子群の一つで，ニワトリの消化管では，咽頭から胃にかけて発現しており，CdxAの発現する十二指腸を境界にSox2の発現が消失する．ヒトでは胃粘膜上皮細胞の核で発現し，MUC5ACなどの発現を制御すると考えられている．十二指腸以下では発現が消失する．iPS細胞をつくるときの山中4因子の一つである．

- **腸型転写因子**には，CDX1，CDX2のホメオボックス遺伝子がある．ショウジョウバエ*Drosophila melanogaster*のcaudalがCDX2に対応する直系遺伝子オルソログorthologである．ショウジョウバエの前後軸の後尾部の形成に重要な働きをしている．腸の発生に重要な働きをしており，十二指腸，小腸，大腸上皮細胞の核に局在する．杯細胞ではMUC2，吸収上皮細胞では腸型アルカリフォスファターゼなどの発現を誘導する．胃では，腸上皮化生や腸型胃癌で発現が誘導される．

表2 updated Sydney system による胃炎の定量的評価

		Normal（正常）	Mild（軽度）	Moderate（中等度）	Marked（高度）
H. pylori density	ピロリ菌量	0	1	2	3
Polymorphonuclear neutrophil activity	好中球浸潤	0	1	2	3
Chronic inflammation	慢性炎症の程度	0	1	2	3
Glandular atrophy	腺管の萎縮	0	1	2	3
Intestinal metaplasia	腸上皮化生	0	1	2	3

〔Dixon, M. F., et al.：Am. J. Surg. Pathol. 20；1161-1181, 1996[15]より作成〕

らも，固有腺の萎縮が完成したことが窺われる．腫瘍では Ki-67 陽性の増殖細胞の分布が不規則だが，腸上皮化生では，増殖細胞が腺開口部に出現したり，断続的に配列することはなく，開口部方向への分化は守られている．

Ⅳ 胃炎の評価

　以上のような慢性萎縮性胃炎から腸上皮化生への変化を評価するための基準として，広く用いられているのが，updated Sydney system である[15]．幽門部小彎側および大彎側から1カ所ずつ，体部小彎側および大彎側から1カ所ずつ，そして胃角部から1カ所，計5カ所から生検する．病理学的には，*H. pylori* 菌量，好中球浸潤，慢性炎症（単核球浸潤），腺管の萎縮，腸上皮化生について，正常から高度まで4段階に定量的に評価する（**表2**）．

　H. pylori 感染は，持続的な慢性炎症を引き起こし，徐々に固有腺の萎縮と腸上皮化生を誘発し，GI-IM から I-IM に進展する．*H. pylori* の CagA（cytotoxin-associated gene antigen）が腸型化を促進するとの報告[16]もあるが，詳しいメカニズムは明らかにされておらず，今後の研究が待たれる．

文 献

1) Parsonnet, J., Friedman, G. D., Vandersteen, D. P., et al. : Helicobacter pylori infection and the risk of gastric carcinoma. N. Engl. J. Med.　325 ; 1127-1131, 1991
2) Uemura, N., Okamoto, S., Yamamoto, S., et al. : Helicobacter pylori infection and the development of gastric cancer. N. Engl. J. Med.　345 ; 784-789., 2001
3) Marshall, B. J. and Warren, J. R. : Unidentified curved bacilli in the stomach of patients with gastritis and peptic ulceration. Lancet　1 ; 1311-1315, 1984
4) Warren, J. R. and Marshall, B. J. : Unidentified curved bacilli on gastric epithelium in active chronic gastritis. Lancet　1 ; 1273-1275, 1983
5) Catrenich, C. E. and Makin, K. M. : Characterization of the morphologic conversion of Helicobacter pylori from bacillary to coccoid forms. Scand. J. Gastroenterol.　181 (Suppl.) ; 58-64, 1991
6) Ota, H., Nakayama, J., Shimizu, T., et al. : Relation of H. pyroli to gastric mucins and gastric surface mucous gel layer. Gut　48 ; 869-871, 2001
7) Kawakubo, M., Ito, Y., Okimura, Y., et al. : Natural antibiotic function of a human gastric mucin against Helicobacter pylori infection. Science　305 ; 1003-1006, 2004
8) Kawachi, T., Kogure, K., Tanaka, N., et al. : Studies of intestinal metaplasia in the gastric mucosa by detection of disaccharidases with"Tes-Tape". J. Natl. Cancer Inst.　53 ; 19-30, 1974
9) Teglbjaerg, P. S. and Nielsen, H. O. : "Small intestinal type"and"colonic type"intestinal metaplasia of the human stomach, and their relationship to the histogenetic types of gastric adenocarcinoma. Acta Pathol. Microbiol. Scand. A.　86 A ; 351-355, 1978
10) Jass, J. R. and Filipe, M. I. : A variant of intestinal metaplasia associated with gastric carcinoma : a histochemical study. Histopathology　3 ; 191-199, 1979
11) Inada, K., Nakanishi, H., Fujimitsu, Y., et al. : Gastric and intestinal mixed and solely intestinal types of intestinal metaplasia in the human stomach. Pathol. Int.　47 ; 831-841, 1997
12) Tatematsu, M., Tsukamoto, T. and Inada, K. : Stem cells and gastric cancer : role of gastric and intestinal mixed intestinal metaplasia. Cancer Sci.　94 ; 135-141, 2003
13) Nozaki, K., Shimizu, N., Tsukamoto, T., et al. : Reversibility of heterotopic proliferative glands in glandular stomach of Helicobacter pylori-infected Mongolian gerbils on eradication. Jpn. J. Cancer Res.　93 ; 374-381, 2002
14) Tsukamoto, T., Inada, K., Tanaka, H., et al. : Down regulation of a gastric transcription factor, Sox2, and ectopic expression of intestinal homeobox genes, Cdx1 and Cdx2 : Inverse correlation during progression from gastric/intestinal-mixed to complete intestinal metaplasia. J. Cancer Res. Clin. Oncol.　130 ; 135-145, 2004
15) Dixon, M. F., Genta, R. M., Yardley, J. H., et al. : Classification and grading of gastritis. The updated Sydney System. International Workshop on the Histopathology of Gastritis, Houston 1994. Am. J. Surg. Pathol.　20 ; 1161-1181, 1996
16) Murata-Kamiya, N., Kurashima, Y., Teishikata, Y., et al. : Helicobacter pylori CagA interacts with E-cadherin and deregulates the beta-catenin signal that promotes intestinal transdifferentiation in gastric epithelial cells. Oncogene　26 ; 4617-4626, 2007

コラム　ピロリ菌かゴミか？

　H. pylori 感染は，慢性萎縮性胃炎，腸上皮化生，さらには胃癌の原因になっている感染症である．H. pylori の除菌は胃炎の治療や胃癌の予防に有効といわれているが，除菌には菌がいるかどうかの判定が必要である．臨床的検査法には，以下のようなものがある．

「H. pylori の局在に左右されない検査」
① 血清抗 H. pylori 抗体価の測定：胃内での H. pylori の局在に左右されずに検査できるが，除菌をしてもすぐには抗体価が下がらないので，除菌の判定には不向きである．
② 尿素呼気試験 urea breath test (UBT)：^{13}C-尿素を内服すると，H. pylori 感染がある場合，菌のウレアーゼ urease によって，$(H_2N)_2C=O + H_2O \rightarrow 2NH_3 + CO_2$ の反応が起こり，呼気中に ^{13}C-ラベルされた二酸化炭素が検出される．胃内での菌の分布に左右されない．

「生検検体での生化学的検査」
① 迅速ウレアーゼ試験 rapid urease test (RUT)：胃生検検体を，尿素と pH 指示薬 indicator を含んだゲルに入れて反応させる．H. pylori に感染していると，菌の urease によって尿素が分解してアンモニアイオンが発生してアルカリ性になる．CLO テストのように，pH 指示薬として phenol red フェノールレッド（pH 変色域 6.8 〜 8.4）が入っていれば黄色が赤になる．後発のピロリテック®のように bromophenol blue ブロモフェノールブルー（pH 変色域 3.0 〜 4.7 以上）なら黄色から青色に変化する．pH がより酸性よりなので H. pylori も頑張って urease を作るので，感度がいいのだろうか．

「生検検体を用いて，病理組織学的に検索する方法」
① Hematoxylin Eosin ヘマトキシリン・エオジン染色：HE 染色でもヘマトキシリンの時間を長くすれば H. pylori は青く染まる．
② Giemsa ギムザ染色：塩基性色素としてメチレンブルー，アズールブルー，酸性色素としてエオジンが含まれている．H. pylori は青く染まる．現在，一般的に行われている方法である．
③ Warthin-Starry ワルチン・スターリー染色：H. pylori の好銀性を利用して，硝酸銀で鍍銀する方法である．

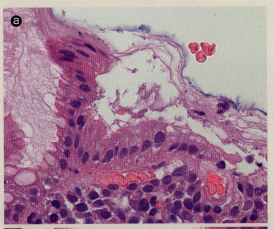

　写真は，同じ患者の別の部位の生検（HE 染色，倍率 630 ×）である．a, b のうち一方は「ゴミ」でもう一方は本物の H.pylori である．区別がつきますか？
　答えは次のページに．

④ **抗 H. pylori 免疫染色**：抗 H. pylori 抗体を用いて免疫組織学的に染色する方法である．もっとも感度も特異性も高い方法である．

　背景の炎症が強く，菌が桿状の場合は色素を用いた方法でも比較的同定が容易であるが，球状になった場合は，本当に H. pylori の coccoid form なのか「ゴミ」なのか，はたまた未知の菌なのかわからない．

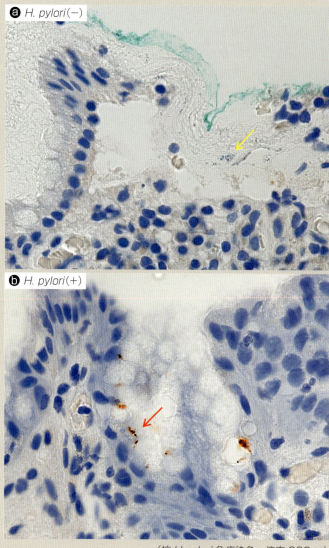

（抗 H.pylori 免疫染色，倍率 630 ×）

参考資料
1) H. pylori 感染の診断と治療のガイドライン 2009 改訂版．日本ヘリコバクター学会誌　10（Suppl.），2009
2) H. pylori の染色について：最新染色法のすべて．月刊 Medical Technology 別冊．2011，医歯薬出版，東京

3 胃生検組織診断分類（Group 分類）の概要

Classification of gastric biopsy

POINT

- 「胃癌取扱い規約」第13版 Group 分類が，Group Iから Group Vにいくに従って悪性度（異型度）が増していくというものであったのに対して，第14版では，病変の質に重きをおいた分類に変更された．
- 第13版の Group IIは再生異型であったが，第14版では正常および非腫瘍性病変はすべて Group 1に集約された．
- 第13版の Group IIIは，腺腫と腫瘍かどうか判定困難な病変が含まれていた．第14版では，腺腫は Group 3に，腫瘍かどうか判定困難な病変は Group 2に分類された．
- 新たに Group Xが設けられた．

　1章で胃粘膜の正常構造，2章で種々の胃病変発生の原因である *Helicobacter pylori*（*H. pylori*，ピロリ菌）感染とそれによる慢性萎縮性胃炎と腸上皮化生の進展について概説した．3章以降は，「胃癌取扱い規約」第14版で大幅に改訂された胃生検組織診断分類（Group 分類）を参照しつつ，種々の胃上皮性病変について呈示したい．本章は，まず，Group 分類のそれぞれの項目について概説する．

I 胃生検組織診断分類（Group 分類）
―13版から14版への改訂のポイント

　「胃癌取扱い規約」第13版[1]から第14版[2]への改訂に伴って，胃生検組織診断分類（Group 分類）も大きく変化した．第13版 Group 分類が，Group Iから Group Vにいくに従って悪性度が増していくというものであったのに対して，第14版 Group 分類では，Vienna classification[3]（p.45 コラム参照）をもとに Group 1〜5のカテゴリー分類に改訂された．また，WHO Classification of Tumours of the Digestive System[4]も Vienna classification の概念を入れて2010年に改訂されている．

　以下に，「胃癌取扱い規約」第14版を参照しつつ，Group 分類について解説する（図1）．

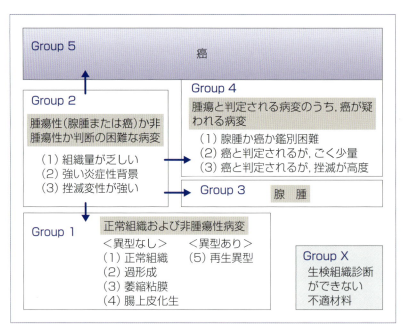

図1 胃生検組織診断 Group 分類（「胃癌取扱い規約」第 14 版，2010 年[2]）の模式図

→：Group 2 はさらなる検索の努力により，矢印のように他の Group に振り替えられるのが理想である．

Group X　生検組織診断ができない不適材料

- 上皮成分が採取されていない検体，上皮成分が採取されていても挫滅や変性のため診断できない検体がここに相当する．通常，再検を要する．
- 潰瘍形成性の病変で，潰瘍底壊死組織のみの場合もここに入る．

Group 1　正常組織および非腫瘍性病変

- 正常組織，腸上皮化生，炎症や潰瘍による再生上皮，過形成上皮，過形成性ポリープなどがここに含まれる．
- 再生異型あるいは反応性の異型病変は，第 13 版では Group II に含まれていたが，第 14 版では非腫瘍性であればすべて Group 1 に分類される．Group 1 と診断されれば，その後の治療は原則として不要と判定される．

Group 2　腫瘍性（腺腫または癌）か非腫瘍性か判断の困難な病変

- 第 13 版の Group III は，「良性（非腫瘍性）と悪性の境界領域の病変」と定義されており，ここには，腫瘍か否か判定困難な病変とともに良性の腺腫が含まれていた．第 14 版では，前者は Group 2，後者は Group 3 に分類される．

- Group 2 には，以下のような場合がある．

  > ① 異型細胞は存在するが，採取された組織量が少量で腫瘍かどうか確定困難な場合．
  > ② 背景のびらんや炎症が強く，腫瘍とするには十分な異型性が認められず再生異型との鑑別が困難な場合．従来，Group Ⅱ or Ⅳ（第 13 版）としていたような病変はここに相当する．
  > ③ 異型細胞は認識しつつも挫滅変性のため確定できない場合．

- Group 2 は，Vienna classification Category 2：Indefinite for neoplasia[3]に相当する．初回生検にて，Group 2 と診断された場合，深切り hematoxylin eosin（HE）標本の作製，Ki-67 や p53 免疫染色による検討を行う．筆者は，内視鏡所見にて癌を疑っていれば，初回 HE 標本に癌がなくても，再薄切（深切り）HE 標本を作製して再検討することにしている．それでも確定できない場合は再検などを考慮すべきである．
- Group 2 は，最終的には，非腫瘍（Group 1）か腫瘍（Group 3～5）に収束されるべきカテゴリーである．

Group 3　腺　腫

第 14 版では，Group 3 は良性腫瘍のみとなった．軽度ないし中等度異型管状腺腫などの良性腫瘍が相当する．

Group 4　腫瘍と判定される病変のうち，癌が疑われる病変

第 14 版の Group 4 は，腫瘍性病変であることは判定できるが，癌と確定するに至らない病変とされている．実際的には以下のような場合が考えられる．

> ① 高度異型腺腫と低異型度の高分化型腺癌との鑑別が困難な病変．
> ② 癌と判断されるが腫瘍量がごく少量で癌の確定に至らない場合．
> ③ 挫滅が高度であるが，癌細胞がごく少量認識される場合．

上記の②の場合は，再薄切（深切り）HE 標本が確定に有効なこともある．

Group 5　癌

癌と診断できるものであり，種々の組織型に分類される．低ないし高異型度の分化型腺癌（管状腺癌，乳頭腺癌），低分化腺癌や印環細胞癌などが含まれる．

「胃癌取扱い規約」が改訂され第14版[2]となってから5年近くが経過した．新たな胃生検組織診断分類（Group分類）も定着しつつあるが，診療の現場では第13版[1]のGroup分類の意味合いも混在して用いられている場合もあるようである．とくに，もっとも大きく変化したGroup 2が第13版GroupⅡと混同された場合，良悪性の判定が異なってくる可能性があり，病理側と臨床サイドの十分なコミュニケーションが望まれる．

文 献

1) 日本胃癌学会：胃癌取扱い規約（第13版）．金原出版，東京，1999
2) 日本胃癌学会：胃癌取扱い規約（第14版）．金原出版，東京，2010
3) Schlemper, R. J., Riddell, R. H., Kato, Y., et al.：The Vienna classification of gastrointestinal epithelial neoplasia. Gut 47；251-255, 2000
4) Lauwers, G. Y., Carneiro, F., Graham, D. Y., et al.：Gastric carcinoma. Bosman, F. T., Carneiro, F., Hruban, R. H., et al. (eds.)：WHO Classification of Tumours of the Digestive System. 48-58, IARC, Lyon, 2010
5) Schlemper, R. J., Kato, Y. and Stolte, M.：Diagnostic criteria for gastrointestinal carcinomas in Japan and Western countries: proposal for a new classification system of gastrointestinal epithelial neoplasia. J. Gastroenterol. Hepatol. 15 (Suppl.)；G49-G57, 2000
6) Dixon, M. F.：Gastrointestinal epithelial neoplasia: Vienna revisited. Gut 51；130-131, 2002
7) 日本胃癌学会：胃癌治療ガイドライン―付　胃悪性リンパ腫診療の手引き（医師用　2010年10月改訂，第3版）．金原出版，東京，2010

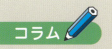

Vienna Classification

「Vienna Classification」[3]は，消化管生検診断において，欧米と日本の病理医で診断に大きな乖離があることを踏まえて，統一された国際基準をつくる目的で提唱された．それに基づいて，改訂された「胃癌取扱い規約」第14版[2]であったが，第13版[1]のGroup IからGroup Vにいくに従って悪性度（異型度）が増すという分類に長年慣れ親しんだ病理医からは，第14版のカテゴリー分類に違和感を感じるという声が聞こえて来たことは確かである．確かに，胃生検を見て，Group 1.5とかGroup 1～2あるいはGroup 3.5やGroup 3～4などと言いたくなることが少なからずあるのも事実である．しかし，Group Ⅰ，Ⅱ，Ⅲ，Ⅳ，Ⅴと悪くなるならともかく，第14版ではそんなこともできない．再生異型と腫瘍性の異型も慣れてくると鑑別ができるようになってくるが，Group 2，3，4を行き来する難しい症例もある．とくに最近は除菌後胃癌も増えてきており，小さな生検組織で全体像を推測するのは容易ではない．

翻って，「Vienna Classification」を見返すと，第14版規約[2]には，Gut誌に掲載されたSchlemperら[3]の論文が引用してあるが，同じくSchlemperらがJ. Gastroenterol. Hepatol.誌[5]に「Vienna Classification」をさらに改良した分類を提唱している（New Vienna ClassificationあるいはRevised Vienna Classification）．オリジナルの「Vienna Classification」のCategory 5.1 Intramucosal carcinomaをNew ClassificationではCategory 4に移しており，まさにどんな治療をするかに重きをおいた分類である．Dixon[6]は，些細な診断名の違いに惑わされず，的確な治療を目指すことが重要としている．

再び，日本の「胃癌取扱い規約」に戻り，第14版のGroup分類と「Revised Vienna Classification」のCategory分類を比較すると微妙にずれていることがわかる．従来の規約との整合性，欧米と日本の治療の違いなど，さまざまな違いを克服した結果なのであろう．第14版Group分類は異型性という点では順番になっていない（とくにGroup 2）が，それに基づいた臨床的対応（診断から治療まで）[7]という意味では，ちゃんと順番になっているように思いますが，皆さん，どう思いますか？

表 胃癌取扱い規約（第14版）のGroup分類とそれに対する治療：
Revised Vienna classificationとの対比も含めて

胃癌取扱い規約（第14版）(2010)[2] 胃癌治療ガイドライン（2010）[7]		The revised Vienna classification of gastrointestinal epithelial neoplasia (2000)[5]
診断（Group分類）	臨床的対応*	Category分類，病理診断とそれに対する臨床的対応*
Group 1	不要あるいはフォローアップ	Category 1 病理診断：良性 臨床的対応：通常は不要，場合によってはフォローアップ
Group 2 Indefinite for neoplasia	再検あるいはフォローアップ	Category 2 病理診断：判定困難，さらなる病理学的解析を行う． 臨床的対応：再検やフォローアップにより確定を試みる．
Group 3 Adenoma	粘膜切除あるいはフォローアップ	Category 3 病理診断：低異型度の腺腫や癌 臨床的対応：粘膜切除あるいはフォローアップを行う．
Group 4 Suspicious of adenocarcinoma	粘膜切除あるいは外科的切除	Category 4 病理診断：高異型度の腺腫，粘膜内癌（粘膜内あるいは粘膜筋板までの浸潤），浸潤が疑わしい場合も含む． 臨床的対応：粘膜切除あるいは外科的切除．
Group 5 Adenocarcinoma (m**)	粘膜切除あるいは外科的切除	
Group 5 Adenocarcinoma (sm1**)	粘膜切除あるいは外科的切除	Category 5 病理診断：粘膜下層への浸潤癌 臨床的対応：外科的切除
Group 5 Adenocarcinoma (sm2あるいはそれ以深**)	外科的切除	

* 実際の臨床的対応は内視鏡所見，組織型，あるいは種々の臨床的判断による．
** 深達度：粘膜内（m, pT1a），粘膜下層（sm, pT1b）．粘膜下層はさらに粘膜筋板以下0.5mmまでならsm1（pT1b1），それ以上ならsm2（pT1b2）．（第4章参照）

4 胃癌（腫瘍）の肉眼型分類，深達度

Macroscopic classification and depth of invasion of gastric cancer

　胃癌は進行度，深達度から大きく2つに分けられる．腫瘍が粘膜下層までのものは早期癌，固有筋層あるいはそれ以深の場合は進行癌である．これらは，病理検体の取扱いが異なる．早期癌ではより詳細な切り出しを行う必要があり，病変を全割する．一方，進行癌では，最深部の確定が重要であり，必ずしも全割する必要はない．本章では，早期癌，進行癌の形態と深達度について概説する．

I 胃癌の肉眼型分類

　癌腫の深達度によって，粘膜内から粘膜下層までの癌を「表在型（早期癌）」，固有筋層あるいはそれ以深に浸潤するものを「進行型（進行癌）」に分類する（図1）[1,2]．

　粘膜面の形態から表在型（図2）を0型とし，背景粘膜からの隆起あるいは陥凹の程度により，0-Ⅰ型（隆起型），0-Ⅱa型（表面隆起型），0-Ⅱb型（表面平坦型），0-Ⅱc型（表面陥凹型），0-Ⅲ型（陥凹型）に分類し，混合する場合はそれらを併記する．

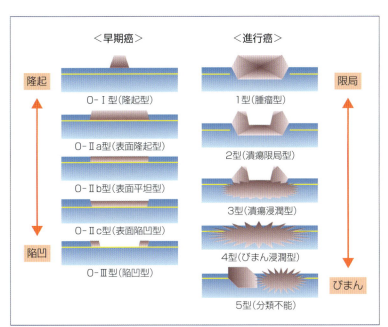

図1 胃癌の肉眼分類
黄線＝粘膜筋板
〔胃癌取扱い規約（第14版）[1]およびWHO Classification of Tumors of the Digestive System（第4版）[2]を参考に改変〕

図2　粘膜切除検体の肉眼像

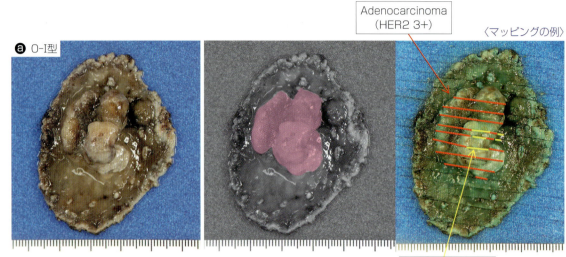

- 早期癌O-Ⅰ型
- 70歳代，男性．幽門輪上の病変．粘膜からポリープ状に隆起する腫瘍（■部）．組織学的には，HER2陽性（3+）（赤線）だが，HER2(0) の部分（黄線）もあり．p53変異蓄積パターンの中分化型管状腺癌．粘膜下層 (pT1b2/pSM2) までの浸潤．
- 6章(4)図5の症例

- 早期癌O-Ⅱa型
- 70歳代，女性．胃体部病変．粘膜からフラットに隆起する腫瘍（■部）．赤枠外（黄線）は低異型度の高分化型管状腺癌であった．赤枠内（赤線）は肉眼的にも隆起が低く形態が異なり，組織学的には高異型度となっていた．粘膜下層への浸潤はなく，深達度はpT1a/pM．

c O-IIb 型

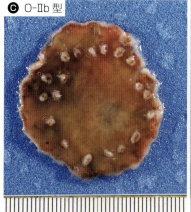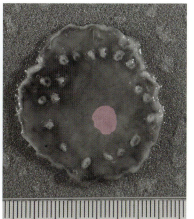

・早期癌 O-IIb 型
・40歳代，男性．前庭部大彎の褪色調のフラットな病変（■部）．
　粘膜内を増生する早期の印環細胞癌．深達度は pT1a/pM．
・6章⑷図3の症例

d O-IIc 型

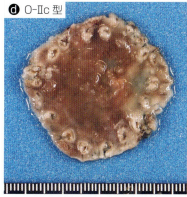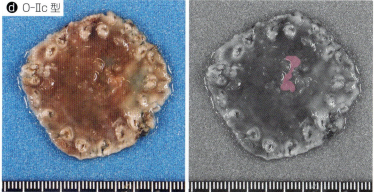

・早期癌 O-IIc 型
・60歳代，男性．体下部大彎の表面陥凹型の病変（■部）．粘膜
　下層に浸潤する高分化型管状腺癌．深達度は pT1b2/pSM2．

▶早期癌（表在癌）の場合，粘膜切除（ESD あるいは EMR）による治療が行われる．代表的なものを呈示するが，これらのほかにも，O-IIa+IIc，O-IIc+IIa など陥凹と隆起が混在する例もある．胃癌は，肉眼的にも組織学的にも腫瘍内の多様性（heterogeneity）が大きく，部位によって形態や遺伝子異常，遺伝子発現が異なることが多い．

図3 手術検体の肉眼像

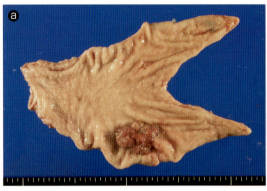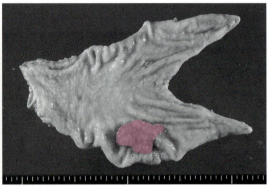

- 進行癌 Borr 1 型
- 70歳代，男性．胃体下部大彎1型腫瘍．腹腔鏡下幽門側胃切除．
  中分化型管状腺癌の症例．粘膜下層 (pT1b/pSM) までの浸潤．

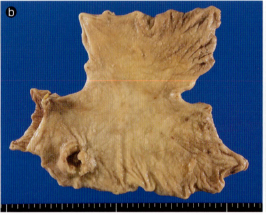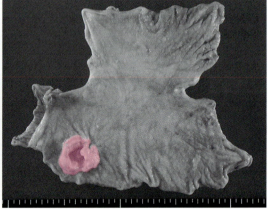

- 進行癌 Borr 2 型
- 70歳代，男性．前庭部の2型腫瘍．腹腔鏡下幽門側胃切除．
  低分化型腺癌．漿膜外 (pT4a/pSE) までの浸潤．

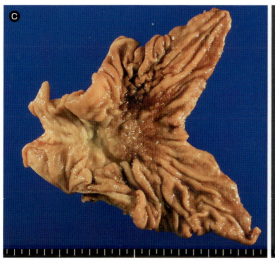
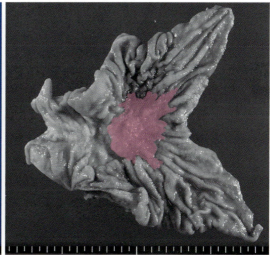

・進行癌 Borr 3 型
・60 歳代，女性．前庭部の 3 型腫瘍．低分化型腺癌の症例．
 腹腔鏡下幽門側胃切除．漿膜外 (pT4a/pSE) までの浸潤．

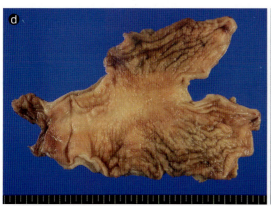
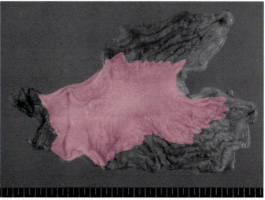

・進行癌 Borr 4 型
・50 歳代，男性．胃のほぼ全体に広がる腫瘍．スキルス胃癌．腹
 腔鏡下胃全摘．低分化型腺癌＋印環細胞癌の症例．漿膜外
 (pT4a/pSE) までの浸潤．

▶粘膜面からの隆起の程度，病変の広がり，腫瘍内の潰瘍による陥凹によって分類する．

4　胃癌（腫瘍）の肉眼型分類、深達度

進行型（図3）は，腫瘍の広がり（限局性〜びまん性）から1〜4型に分類し，1型（腫瘤型），2型（潰瘍限局型），3型（潰瘍浸潤型），4型（びまん浸潤型）とする．また，分離困難なものや混在するものは5型（分類不能）とする．

II 胃癌の深達度

癌の浸潤の深さによって深達度を決定する（図4）[1]．粘膜内に限局するのもを pT1a，粘膜下層に浸潤するもののうち粘膜筋板から0.5 mm未満を pT1b1，それ以深を pT1b2，固有筋層に至るものを pT2，漿膜下層に及ぶものを pT3，漿膜表面に達するものや漿膜外に及ぶ場合を pT4a，癌が直接他臓器に浸潤するものを pT4b とする．

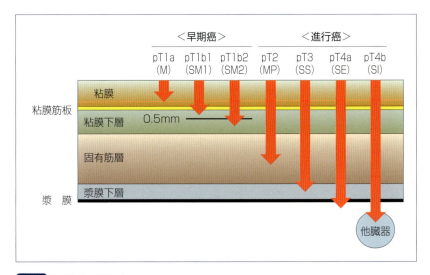

図4 胃癌の深達度
〔胃癌取扱い規約（第14版）[1] より作成〕

文献

1) 日本胃癌学会：胃癌取扱い規約（第14版）．金原出版，東京，2010
2) Lauwers, G. Y., Carneiro, F., Graham, D. Y., et al. : Gastric carcinoma. Bosman, F. T., Carneiro, F., Hruban, R. H., et al. (eds.) : WHO Classification of Tumors of the Digestive System. 48-58, IARC, Lyon, 2010

胃生検診断フローチャート

Diagnostic flow chart of gastric biopsy

> **POINT**
> - 腫瘍あるいは異型細胞量が少なく，確定困難な場合，深切り HE 切片が有効である．
> - 異型腺管の領域性（フロント形成），腺底部から開口部にかけての腺の分化傾向（極性），基底膜から腺腔側への細胞の極性を見る．
> - 間質に散らばる低分化型腺癌/印環細胞癌を見逃さない．
> - 内視鏡診断と食い違う場合は，臨床医と十分なディスカッションを．

　本章では，生検診断に至る過程・考え方を模式的に表した．生検組織は，腺管の向きが一定しておらず，腺の長軸方向に切れていたり，短軸方向に切れていたり，さまざまである．大きな病変のごく一部が採取されたときに異型の乏しい部位のことも多い．また，検体採取時の挫滅が加わっていることもある．これらが胃生検診断を難しくしている要因である．また，胃生検の特殊性として，次の2つのことが重要である．

① 腺管自体の異型性を見逃さないこと
② 間質内に散在する異型細胞を見落とさないこと

　これらをフローチャートとしてまとめたのが，図1である．

I 腫瘍細胞量は十分か？

　異型細胞がごく少量の場合，正確な判定が困難である．臨床的に腫瘍を考えている場合はとくに再薄切 HE 標本（深切り切片）を作製して検討することが重要であり，それによって，明らかな腫瘍が出てくることを少なからず経験している．図2の症例では，噴門部癌を疑っていたが，異型細胞量が非常に少なく確定困難であった．再薄切することで，十分な腫瘍量が出現し，確定に至った例である．

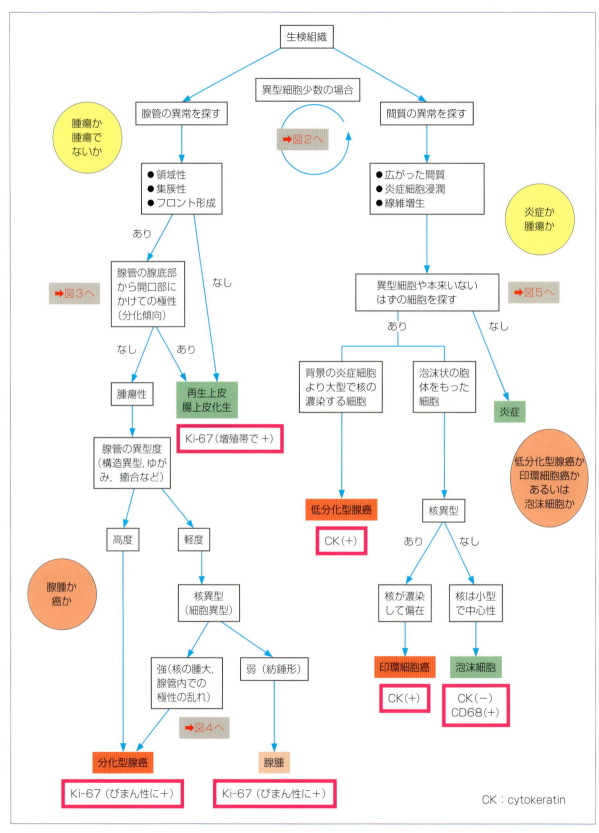

図1 胃生検診断のフローチャート

II 腺管の異型性の判定

　腺管の異型性は，異型細胞が領域性をもって増生しているか（腫瘍のフロント形成があるか），構造異型があるか，細胞異型があるかということを念頭に検索を進める．

　図3は，ESD検体であるため，腺底部から腺の開口部に至る細胞分化がはっきりと同定できる．図3a, bの腸上皮化生腺管では，増殖帯で小型幼若な細胞が存在するが，開口部では，よく分化した細胞が観察される．Ki-67は増殖帯でのみ一様に陽性であり，ここでは陰性細胞が混じることはほとんどない．一方，図3c, dの高分化型腺癌では，表層まで幼若な異型細胞の増生がみられる．Ki-67増殖細胞は腺底部よりも開口部側のほうが多い．深部に目を向けると，Ki-67陽性細胞と陰性細胞がランダムに配列している．再生異型を伴った腸上皮化生腺管の腺底部が横向きに薄切されると低異型度の腫瘍との鑑別が難しい．そのような場合にも再薄切HE標本を作製すると診断の助けになる．

Side memo

Ki-67

- 増殖細胞の細胞周期は，G1，S，G2，M期に分けられ，そのどこかにいる．一方で，神経細胞のように増殖をしていない細胞は細胞周期に入っておらずG0期にある．Ki-67は，G1，S，G2，M期のいずれにもかかわらず増殖細胞の核に陽性となり，増殖マーカーとして広く用いられている．消化管では，神経内分泌腫瘍 neuroendocrine tumor（NET）のグレード分類や，gastrointestinal stromal tumor（GIST）のリスク分類にも用いられる．

p53

- p53は，RB (retinoblastoma) とともにもっとも初期にクローニングされた癌抑制遺伝子であり，染色体17p13.1に位置する．ゲノムの守護神 guardian of the genome ともいわれており，DNA損傷に応答して細胞周期 cell cycle をG1で止め（G1 arrest），遺伝子修復に導き，修復しきれないとその細胞をアポトーシス apoptosis に向かわせる．胃癌では，17〜90％に変異があるとの報告がある．p53は，とくに増殖細胞で恒常的に産生され，野生型 wild-type p53はMDM2を活性化してp53自身を分解に導く．しかし，p53に変異が起こると分解されずに蓄積するため，免疫組織学的に「高発現」として検出できる（正確には蓄積であって高発現ではない）．ただし，2本の染色体上の両方のp53アレル（allele）が欠失（homozygous deletion）すると増殖細胞でもまったく発現がなくなるので注意を要する．単に，免疫染色の結果を「p53（＋）」あるいは「p53（−）」と記載すると誤解を生じる可能性がある．

図2　再薄切標本作製の重要性

食道側からの生検

＜初回薄切＞

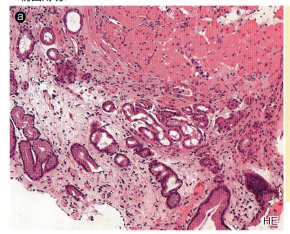

小型異型細胞の集簇巣が
みられる．

＜再薄切＞

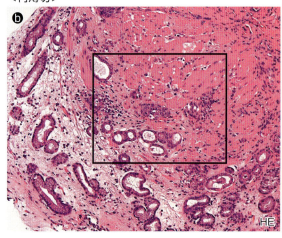

〈左図□部〉
再薄切によって，より多くの異型細胞が出現．
同時に行ったp53免疫染色も陽性であった．

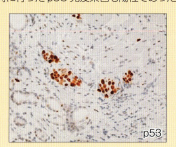

胃側からの生検

＜初回薄切＞

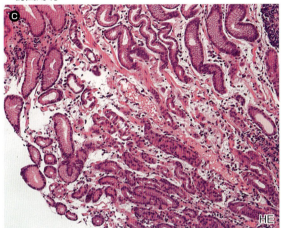

異型細胞はまったく
みられない．

＜再薄切＞

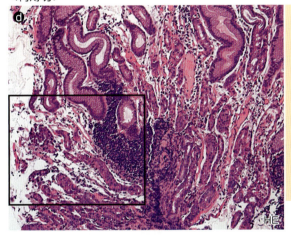

〈左図□部〉
再薄切によって，異型細胞が出現した．同時に行ったp53免疫染色も陽性であった．

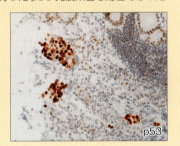

> ▶臨床経過：症例は80歳代，女性．胃癌の既往あり，胃部分切除後状態．食道胃接合部狭窄のため生検．胃は残胃炎の状態．
> ▶病理診断：Adenocarcinoma, NOS, Group 5
>
> ▶ a, b：食道側からの生検である．初回薄切（a）では，浮腫状の間質内と筋層内に異型細胞の集簇があるが，細胞が小型で量も少ない．低倍では，見過ごしそうであるが，倍率を上げれば異型細胞の認識はできる．しかし，確定は困難である．再薄切HE標本（b）では，腫瘍細胞の量が増え，p53免疫染色でも陽性像が得られた．
> 　c, d：同じ病変の胃側からの生検である．初回薄切（c）では，異型細胞はまったくみられない．再薄切標本（d）では，左端に小型異型細胞の集簇巣が出現した．免疫染色でp53陽性であった．以上から，腺癌と診断した．

a〜d：HE染色（倍率100×）．b, d付図：p53免疫染色（倍率200×）

図3 異型性の判定：腺底部から腺開口部への極性の乱れ（腺管レベルでの極性）

腸上皮化生腺管

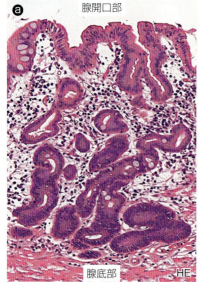

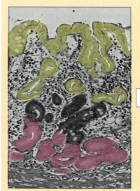

よく分化した表層上皮細胞（□部）

極性あり

幼若な増殖帯の細胞（■部）

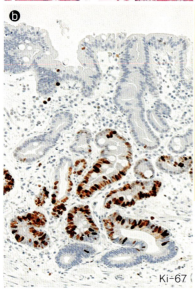

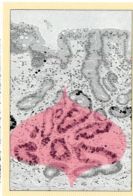

増殖細胞は腺底部寄りにある．ここでは，Ki-67陽性細胞は密に存在する（■部）が，開口部側にいくに従ってなだらかに消失する．

高分化型管状腺癌（低異型度）

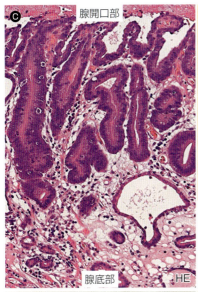

腺開口部

腺底部

HE

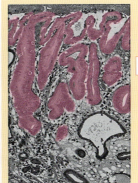

幼若な増殖帯の細胞（■部）

極性なし

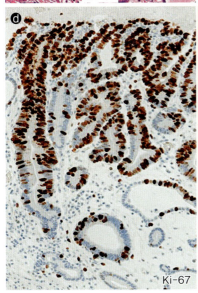

Ki-67

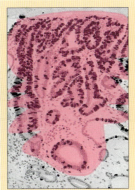

Ki-67 陽性の増殖細胞は開口部側に多い．下方ではKi-67 陽性細胞と陰性細胞が不規則に配列する（■部）．

▶ 臨床経過：症例は 80 歳代，男性．幽門前庭部の 0-Ⅱa+Ⅱc 病変に対して ESD 施行．
▶ 病理診断：Well differentiated tubular adenocarcinoma（tub1）

▶ a, b：腫瘍周囲の腸上皮化生腺管
　a：腺底部では比較的腫大した核をもった幼若な細胞がみられ，開口部側にいくに従って，核は小型になり，胞体が豊富になる．b：Ki-67 陽性の増殖帯は腺底部にある．正常パターンである．
　c, d：高分化型管状腺癌部分
　c：腫大した核をもった異型細胞が開口部から腺底部近くまで増生している．d：Ki-67 陽性の増殖細胞も腺開口部優位に一様に分布している．腫瘍パターンである．

a, c：HE 染色，b, d：Ki-67 免疫染色（倍率 100×）

図4 基底膜から管腔側への極性の乱れ（細胞レベルでの極性）

a. 腸上皮化生腺管

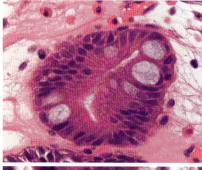
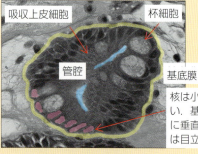

吸収上皮細胞／杯細胞／管腔／基底膜

核は小型で異型に乏しい．基底膜側に基底膜に垂直に配列．核小体は目立たない．

b. 高分化型管状腺癌（低異型度）

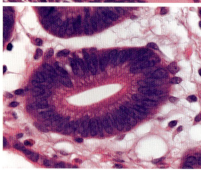
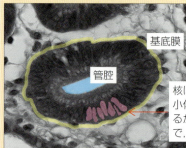

基底膜／管腔

核は軽度に腫大し，核小体も目立ってきているが，形はまだ紡錘形で，基底膜側に配列．

c. 高分化型管状腺癌（高異型度）

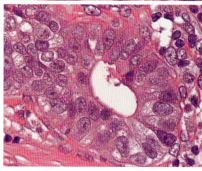
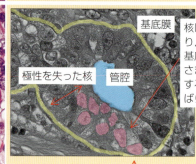

基底膜／極性を失った核／管腔

核は高度に腫大しており，核小体が目立つ．基底膜から管腔までのさまざまな位置に存在する．核の長軸方向もばらばらである．

↑ 横を向いた核

▶ **臨床経過（a, c）**：症例は60歳代，男性．体下部から体中部大彎のO-Ⅱc病変に対してESD施行．
▶ **病理診断**：Well differentiated tubular adenocarcinoma（tub1）

▶ **臨床経過（b）**：症例は80歳代，男性．幽門前庭部のO-Ⅱa+Ⅱc病変に対してESD施行．（図3と同じ症例）
▶ **病理診断**：Well differentiated tubular adenocarcinoma（tub1）

▶ a：腸上皮化生腺管；好酸性の胞体をもった吸収上皮細胞と，泡沫状の胞体をもった杯細胞からなる腺腔である．高円柱上皮細胞が基底膜（黄色）に垂直に配列する．小型の核（ピンクに塗った核に注目）は基底膜寄りに並ぶ．基底膜から管腔（青）への極性が保たれた状態である．核小体は目立たない．
b：高分化型管状腺癌（低異型度）；好酸性の胞体をもった吸収上皮様異型細胞からなる腺腔である．高円柱上皮細胞が基底膜（黄色）に垂直に配列している．核（ピンクに塗った核に注目）は基底膜寄りに並んでいるが，核小体が目立つようになり紡錘形に腫大している．核／細胞質比（N/C比）は高まっているが，基底膜から管腔（青）への極性はまだ保たれている．
c：高分化型管状腺癌（高異型度）；淡好酸性の胞体をもった高度異型上皮細胞からなる腺腔である．基底膜（黄色）から管腔側（青）方向への極性が喪失している．核（ピンクに塗った核に注目）は高度に腫大して配列が乱れている．基底膜側にあるべき核が管腔側に存在したり，核の長軸が基底膜に平行になっている細胞もある．

a〜c：HE染色（倍率630×）

図5 間質の異型細胞を探す

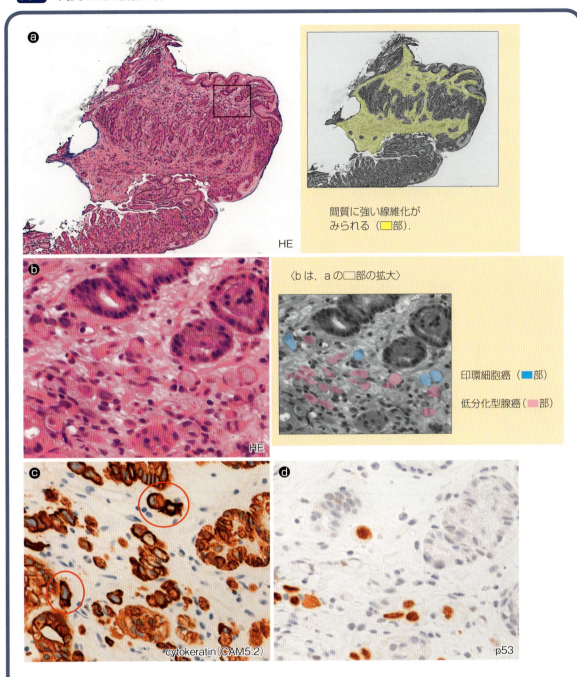

間質に強い線維化がみられる（☐部）.

〈b は，a の☐部の拡大〉

印環細胞癌（■部）
低分化型腺癌（■部）

cytokeratin（CAM5.2）　　p53

▶ **臨床経過**：症例は 30 歳代，女性．胃体上部全周性狭窄．4 型進行癌を疑い，噴門直下から生検．
▶ **病理診断**：Poorly differentiated adenocarcinoma (por2+sig), Group 5

▶ a：低倍で間質が広く，線維化が目立つ検体である（線維化部分＝☐部）．b：倍率を上げると，間質内に大型の核をもった異型細胞（低分化型腺癌＝■部）や，泡沫状の胞体をもった異型細胞（印環細胞癌＝■部）がばらばらと増生している．
c：Cytokeratin 免疫染色では，周囲の正常上皮細胞とともに腫瘍細胞も陽性像を示す（○内に注目）．
d：p53 免疫染色で腫瘍細胞の核が陽性となった．

a, b：HE 染色，c：Cytokeratin（CAM5.2）免疫染色，d：p53 免疫染色（倍率　a：50×，b〜d：400×）

III 細胞の異型性の判定

　腫瘍であることが認識された場合，腺腫，低異型度の腺癌，あるいは高異型度の腺癌かの鑑別が必要である．図4のように核異型に着目し，腺管内での腫瘍細胞の核の位置や向きで判定する．

IV 間質を見る

　低分化型腺癌あるいは印環細胞癌は，正常腺管の間をぬって，間質に線維増生を伴いながら増生する．図5のように幅広い間質は要注意である．腺管の異型に比べると，間質の孤在性の細胞は目立たないことが多いので，とくに注意を要する．Cytokeratin 免疫染色やPAS 染色が有効である．また，印環細胞癌と泡沫細胞との鑑別にはCD68免疫染色が役立つ（泡沫細胞でCD68陽性）．

　このようなフローチャートにのっとって診断を進めれば，おおよそは確定に至ることができるであろう．しかし，出した結論が，内視鏡所見と異なる場合，どこかが間違っている可能性が高い．そんな場合は，臨床医と十分なディスカッションをするべきである．

Group分類別の病理学的鑑別の実際 (1) 過形成性および再生性病変(Group1)

Hyperplastic and regenerative lesions

POINT

- ポリープは肉眼的な形態を指し，上皮性 vs. 非上皮性，良性 vs. 悪性は問わない．
- 再生上皮は，正常の分化・増殖の秩序の範囲内で増生している．Overdiagnosis，分化型腺癌との鑑別に気をつける．
- 黄色腫はよく遭遇する病変である．臨床所見にコメントのないことも多い．印環細胞癌との鑑別に気をつける．

　3章で，「胃癌取扱い規約」第14版[1)]の胃生検組織診断分類（Group分類）について概説した．Group 1には，正常組織，炎症や潰瘍による再生上皮や腸上皮化生，過形成上皮，過形成性ポリープなどが含まれる．また，「胃癌取扱い規約」第13版[2)]では，Group IIとされていた再生異型もここに分類される．

　本章では，Group 1に分類される胃ポリープ，あるいは再生異型などの癌との鑑別が必要な良性病変について解説する．

I ポリープの肉眼分類

　ポリープは，周囲粘膜から限局性に隆起する肉眼的病変と定義される．良性あるいは悪性，上皮性あるいは非上皮性の厳密な区別はない．肉眼的形態から，山田I型～IV型に分類される（山田分類）（図1)[3)]．

II ポリープの組織分類

1 胃底腺ポリープ（fundic gland polyp）（図2）

　胃底腺ポリープは，もっとも頻繁にみられる胃のポリープである．数mmから1cm以上のものまで観察される．組織学的には，表層を腺窩上皮に覆われ，内部は正常の胃底腺組織の密な増生を認める．また，嚢胞状の拡張がみられることも多く，その嚢胞壁を裏打ちする細胞は，MUC5AC陽性の表層腺窩

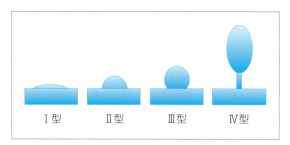

図1 胃隆起性病変の肉眼分類
（山田分類）[3]

山田Ⅰ型（扁平隆起性病変）
　　Ⅱ型（無茎性半球状隆起性病変）
　　Ⅲ型（くびれを有する亜有茎性病変）
　　Ⅳ型（有茎性病変）

上皮が落ち込んだもの（図2c），MUC6陽性の胃底腺副細胞の増生したもの（図2d），pepsinogen Ⅰ陽性の主細胞や proton pump α subunit 陽性の壁細胞が裏打ちしているものなど多彩な像を示す（図2e, f）．家族性大腸腺腫症（familial adenomatous polyposis）の症例では，小児期から多数の胃底腺ポリープを発症することが報告されている[4]．また，散発例においても β-catenin の変異が報告されている[5), 6)]．

2　腺窩上皮型過形成性ポリープ（hyperplastic polyp, foveolar type）（図3）

腺窩上皮細胞の過形成による腺管の伸張と，多数の腺窩上皮の増生からなるポリープである．上皮は，ほとんどは，MUC5AC陽性の腺窩上皮細胞からなるが（図3d），MUC6陽性の幽門腺細胞も存在する（図3e）．いずれも，PAS染色陽性となる（図3c）．この切片ではKi-67陽性の増殖細胞は少数である（図3f）．間質には，多数の好中球，リンパ球などの炎症細胞浸潤を伴い，小血管の増生を伴った炎症性肉芽組織が占めることも多い．

Helicobacter pylori（*H. pylori*，ピロリ菌）感染による急性あるいは慢性胃炎がその発症に重要な役割を果たしている．一部で，腸上皮化生を認める症例や，ポリープの一部が癌化する症例もある[7), 8)]．

3　消化管ポリポーシス（図4）

1) Peutz-Jeghers 症候群（Peutz-Jeghers syndrome）

消化管に過誤腫性の多数のポリープと皮膚，粘膜の色素沈着を特徴とする遺伝性疾患である[9]．染色体 19p13.3 に存在する *SKT11/LKB1* 遺伝子の異常による．胃では，樹枝状の粘膜筋板を軸として広範に広がる腺窩上皮の不規則な過形成を認める．

2) Cronkhite-Canada 症候群（Cronkhite-Canada syndrome）

非腫瘍性の多数の消化管ポリポーシス，皮膚の色素沈着，脱毛，爪の萎縮を主徴候とした症候群である[10]．遺伝性はない．胃にも多数のポリープを形成し，組織学的には，炎症細胞浸潤を伴った浮腫状の間質を背景に，腺窩上皮の過形成，粘液を貯留した拡張した腺腔の形成を認める[11]．

III 再生異型

1 潰瘍修復過程における再生上皮（図5）

　潰瘍修復過程においては，まず幼若な上皮が潰瘍底を覆い，修復が始まる[12]．増殖能は強く，腺管の大部分がKi-67陽性となる腺管もみられる（図5d）．しかし，Ki-67陽性細胞は増殖帯から連続性に表層に向かって分布し，最表層ではKi-67陰性の細胞集団がある．腫瘍の場合に比較して，その分布に不規則性が感じられない．HE標本（図5a）では，腺底部から開口部への分化傾向は明らかではないが，免疫染色を行うと，表層ではMUC5AC，腺底部ではMUC6優位であり，分化傾向が認められる（図5b, c）．細胞質は好酸性で腸型吸収上皮に類似するが，本例ではCDX2は陰性で腸型形質はもたず，幼若な細胞の形態といえる（図5f）．増殖の強い一部の細胞でのみp53弱陽性である（図5e）．また，周囲組織になだらかに移行し，いわゆる癌のフロント形成を認めない．

　「胃癌取扱い規約」第13版[2]では，再生異型GroupⅡと診断していた病変であるが，「胃癌取扱い規約」第14版[1]では，Group 1に分類される．背景の炎症が強い場合，とくにoverdiagnosisにならないように気をつける必要がある．

2 残胃過形成性上皮（図6）

　胃部分切除後の残胃では，しばしば過形成性の上皮が認められる．図6では，表層上皮と内部の拡張した腺管，さらにはそれらの間の中型の腺管も，MUC5AC陽性の腺窩上皮の形質を有する（図6c）．介在する中型の腺管はMUC6陽性の幽門腺形質ももち（図6d），このような腺管はKi-67陽性の増殖帯の細胞が著明な増生を示しているものと考えられる（図6e）．しかし，増殖帯細胞の乱れはなく，分化の方向性も保たれている．良性病変と考えられる．

Side memo

胃隆起性病変の肉眼分類

- 山田分類はさまざまな書籍に登場するが，1966年「胃と腸」第1巻第2号に掲載された論文が原著である．まれにみる長寿の分類である．隆起の型と大きさの組み合わせが良悪の鑑別に有用であるとしている．

図2 胃底腺ポリープ（fundic gland polyp）

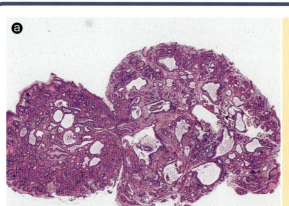

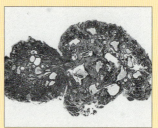

胃底腺腺管の増生と嚢胞状の拡張がみられる．

HE

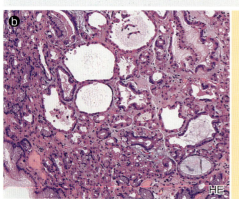

HE

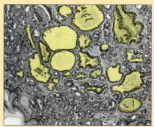

嚢胞（■部）を裏打ちする細胞は，淡明な粘液上皮，好酸性あるいは好塩基性の細胞と多彩である．胃底腺を構成する副細胞，壁細胞，あるいは主細胞であると考えられる．

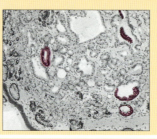

MUC5AC 陽性の腺窩上皮細胞（■部）も少数であるが，嚢胞の一部を形成する．

MUC5AC

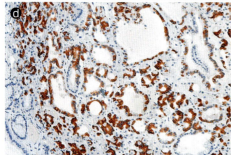

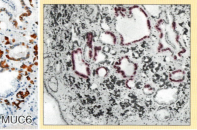

嚢胞壁の一部は MUC6 陽性の副細胞からなる（■部）．周囲には胃底腺組織内の副細胞が陽性像を示す．

MUC6

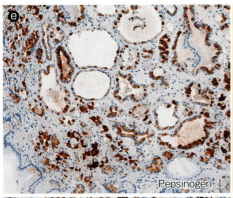
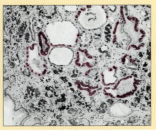

Pepsinogen Ⅰ陽性の主細胞（■部）も囊胞壁を構成する．

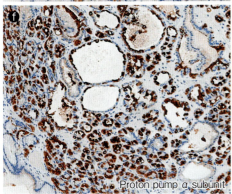
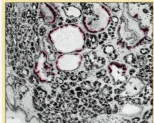

Proton pump α subunit 陽性の壁細胞（■部）も囊胞壁を構成する．

▶**臨床経過**：症例は40歳代，男性．胃体部に山田Ⅱ～Ⅲ型の正色調小ポリープが散在．内視鏡的に胃底腺ポリープを疑う．生検施行．
▶**病理診断**：Fundic gland polyp（Group 1）

▶胃底腺ポリープは，胃体部でもっとも頻繁にみられる胃のポリープである．数mm～1cm以上のものまで観察される．組織学的には，表層を腺窩上皮に覆われ，内部では囊胞状の拡張がみられる．囊胞壁を構成する細胞は，表層腺窩上皮細胞（MUC5AC陽性）が落ち込んだもの，胃底腺副細胞（MUC6陽性）の増生したもの，主細胞（pepsinogen Ⅰ陽性），壁細胞（proton pump α subunit 陽性）など，多彩であり規則性はない．周囲には，正常の胃底腺組織の増生を認める．検体中に囊胞状の病変がない場合は本当に胃底腺ポリープなのかどうか判断が難しい．好酸性細胞が目立ち，内腔への突出がみられる場合は proton pump inhibitor（PPI）投与による影響を考える必要がある（図8）．

a，b：HE染色，c：MUC5AC免疫染色，d：MUC6免疫染色，e：Pepsinogen Ⅰ免疫染色，
f：Proton pump α subunit 免疫染色（倍率 a：25×，b～f：100×）

図3　腺窩上皮型過形成性ポリープ（hyperplastic polyp, foveolar type）

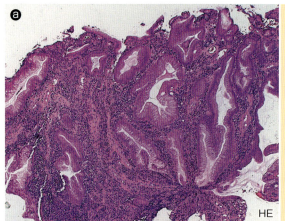

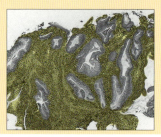

胃腺窩上皮細胞の高さの増加，腺腔内での細胞の密な増生，腺腔自体の密な増生がみられる．腺腔は拡張し粘液を有する．間質（■部）には強い炎症細胞浸潤，肉芽組織の増生を伴う．

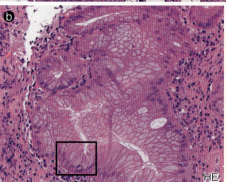

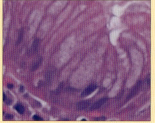

〈左図□部の拡大〉
一層の異型の乏しい腺窩上皮細胞からなる．一見増生は強いが，胞体内には豊富な粘液を有し，核は基底膜側に配列する．

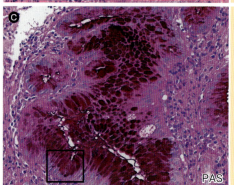

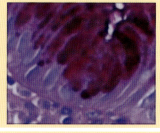

〈左図□部の拡大〉
細胞質の粘液はPAS染色陽性である．

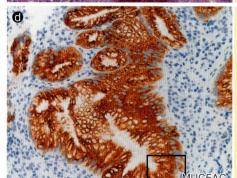

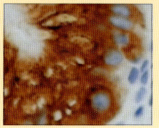

〈左図□部の拡大〉
増生する上皮は腺窩上皮主体でMUC5AC陽性である．

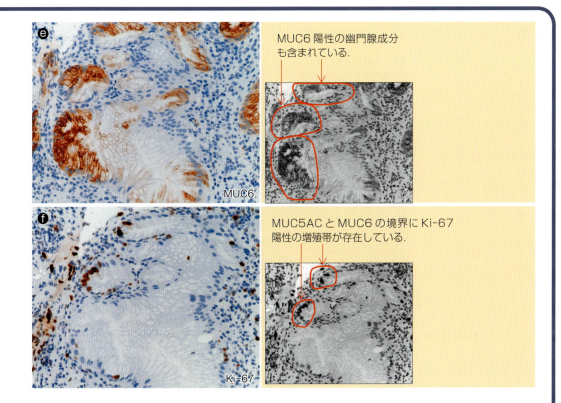

- ▶臨床経過：症例は80歳代，男性．検診でポリープを指摘．内視鏡で体下部大彎に山田Ⅲ型の発赤調ポリープを認める．生検施行．
- ▶病理診断：Hyperplastic polyp, foveolar type（Group 1）

▶腺窩上皮細胞の過形成による腺管の伸張と，多数の腺窩上皮の増生からなるポリープである．上皮は，ほとんどは，豊富な粘液をもつ肥大した腺窩上皮細胞（MUC5AC陽性）からなるが，幽門腺細胞（MUC6陽性）も存在する．いずれも，PAS染色陽性となる．ここではKi-67陽性の増殖細胞は少数であるが，通常は増加傾向にある．間質には，多数の好中球，リンパ球などの炎症細胞浸潤を伴い，小血管の増生を伴った炎症性肉芽組織が占めることも多く，cyclo-oxygenase-2（COX-2）の関与も示唆されている．H. pylori感染による急性あるいは慢性胃炎がその発症に重要な役割を果たしている．除菌で消退傾向を示す．一部で，腸上皮化生を認める症例や，ポリープの一部が癌化する症例もある．

a，b：HE染色，c：PAS染色，d：MUC5AC免疫染色，e：MUC6免疫染色，f：Ki-67免疫染色
（倍率a：50×，b〜f：200×）

図4　消化管ポリポーシス（polyposis syndrome）：Cronkhite-Canada症候群（Cronkhite-Canada syndrome）

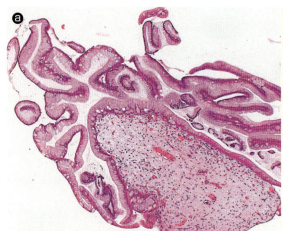

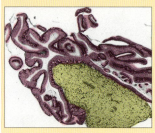

胃腺窩上皮の過形成（■部）

浮腫状の間質の増生（■部）

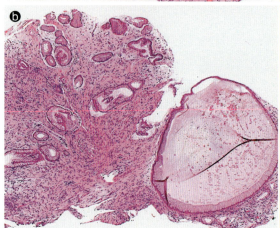

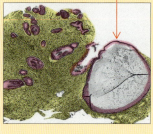

粘液を貯留し拡張した腺腔．胃腺窩上皮で裏うちされている（■部）

炎症細胞を混じた浮腫状の間質の増生（■部）

▶臨床経過：症例は60歳代，女性．内視鏡で胃内に多発する浮腫状粘膜を伴う多発過形成性ポリープを認める．生検施行．

▶病理診断：Cystic dilated glands with edematous stroma (Group 1)
　　　　　　Compatible with Cronkhite-Canada syndrome

▶非腫瘍性の多数の消化管ポリポーシス，皮膚の色素沈着，脱毛，爪の萎縮を主徴候とした症候群である．遺伝性はない．文献はほとんどが日本からのものである．胃にも多数のポリープを形成し，組織学的には，炎症細胞浸潤を伴った浮腫状の間質を背景に，腺窩上皮の過形成，粘液を貯留した拡張した腺腔の形成を認める．

a，b：HE染色（倍率50×）

Ⅳ その他

1 黄色腫（xanthoma）（図7）

　黄色腫では，慢性胃炎に伴って，間質に泡沫状の細胞質をもった細胞の増生がみられ，印環細胞癌との鑑別を要する場合がある．異型性は乏しく，核は中心に位置する．PAS染色，cytokeratin免疫染色に陰性で（図7b, c），CD68陽性であることから（図7d），マクロファージ（macrophage）の増生であることが確認される．Ki-67免疫染色においても陽性細胞はほとんどない[13]（図7e）．

2 壁細胞過形成（parietal cell protrusion/oxyntic cell hyperplasia）（図8）

　*H. pylori*陽性の症例である．胃底腺領域に乱れた印象がある．胃底腺の腺管は通常は非常にコンパクトだが，本例では胞体の腫大や空胞化，好酸性細胞の内腔への山型の突出がみられる．Proton pump inhibitor（PPI）による壁細胞の変化として捉えられている病変である．Parietal cell protrusion[14]，oxyntic cell hyperplasia[15]などと称される．日本語にすれば，「壁細胞突出/好酸性細胞過形成」とでもなるであろうか．免疫染色を施行すると，proton pump α subunit陽性で壁細胞であることが証明される（図8c）．また，胃底腺の他の構成成分であるpepsinogen I陽性の主細胞，MUC6陽性の副細胞も含まれている（図8d, e）．

図5 潰瘍再生上皮

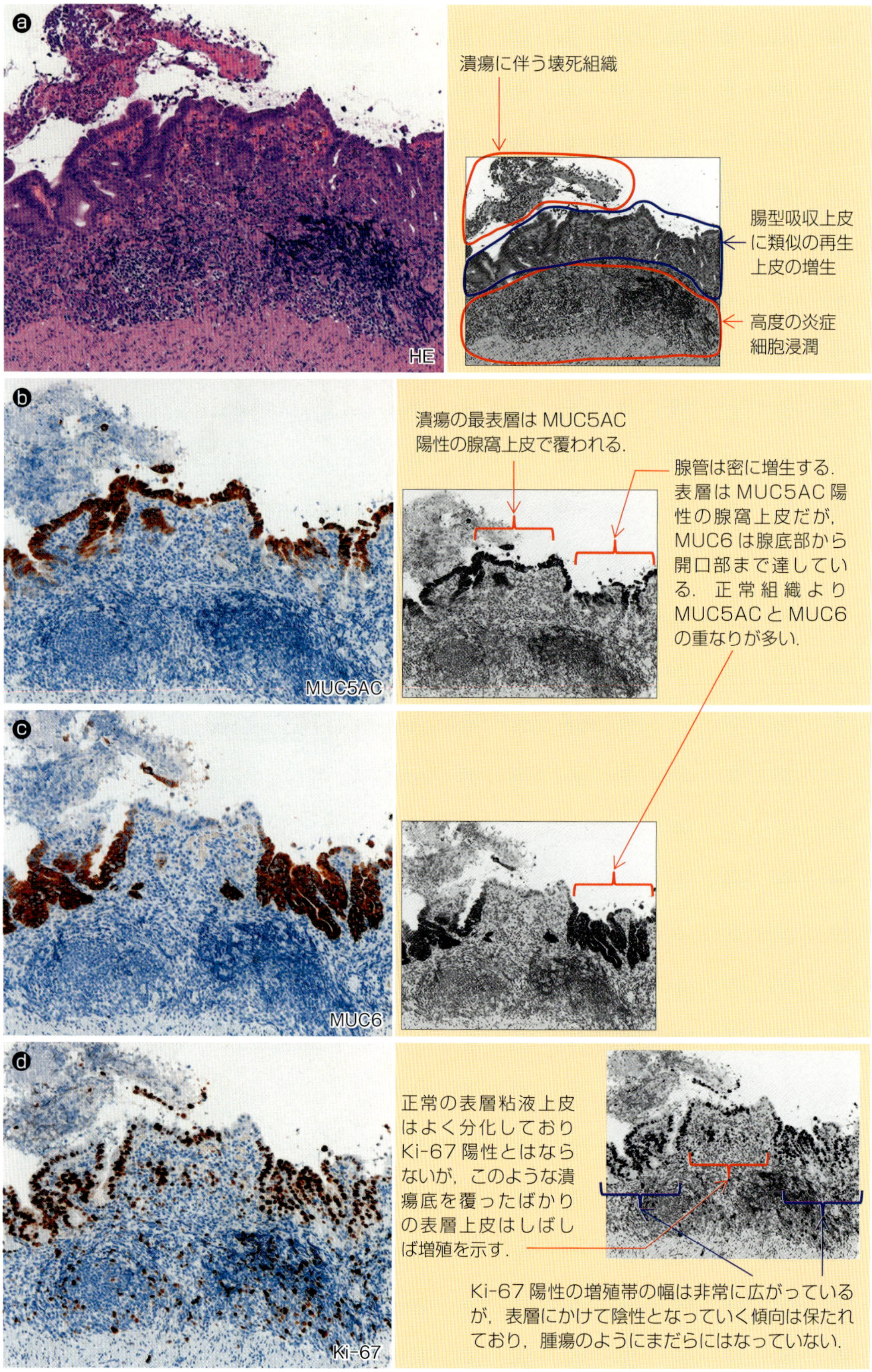

a: HE

潰瘍に伴う壊死組織

腸型吸収上皮に類似の再生上皮の増生

高度の炎症細胞浸潤

b: MUC5AC

潰瘍の最表層は MUC5AC 陽性の腺窩上皮で覆われる．

腺管は密に増生する．表層は MUC5AC 陽性の腺窩上皮だが，MUC6 は腺底部から開口部まで達している．正常組織より MUC5AC と MUC6 の重なりが多い．

c: MUC6

d: Ki-67

正常の表層粘液上皮はよく分化しており Ki-67 陽性とはならないが，このような潰瘍底を覆ったばかりの表層上皮はしばしば増殖を示す．

Ki-67 陽性の増殖帯の幅は非常に広がっているが，表層にかけて陰性となっていく傾向は保たれており，腫瘍のようにまだらにはなっていない．

6．Group 分類別の病理学的鑑別の実際　(1) 過形成性および再生性病変（Group 1）

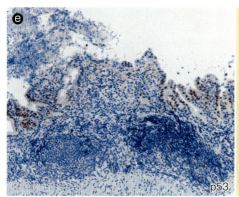

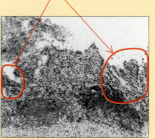

Ki-67 陽性細胞の一部で p53 が弱陽性となる正常パターンを示す．変異は窺われない．

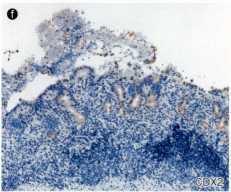

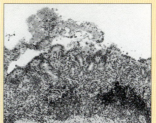

CDX2 陰性である．腸型腺管に類似した幼若な上皮である．

▶臨床経過：症例は 40 歳代，男性．検診にて胃角部壁不整．内視鏡で，胃角部前壁に stage A2 潰瘍を認める．辺縁整．NBI で異常血管は明らかではない．生検施行．

▶病理診断：Gastric ulcer（Group 1）

▶潰瘍修復過程においては，潰瘍底周囲の腺管で細胞を産生し，作られた幼若な上皮細胞が潰瘍底表層へ移動して潰瘍底を覆い，修復が始まる．増殖能は強く，腺管の大部分が Ki-67 陽性となる腺管もみられる．しかし，Ki-67 陽性細胞は増殖帯から連続性に表層に向かって分布し，最表層では Ki-67 陰性の細胞集団がある．腫瘍では，Ki-67 陽性細胞はまだらに分布することが多いが，再生上皮ではその分布に不規則性が感じられない．最表層は通常 Ki-67 陰性だが，潰瘍修復とともに例外的に陽性細胞が出現する．

HE 標本では，腺底部から開口部への分化傾向は明らかではないが，免疫染色を行うと，表層では MUC5AC，腺底部では MUC6 優位であり，分化傾向が認められる．細胞質は好酸性で腸型吸収上皮に類似するが，本例では CDX2 は陰性で腸型形質はもたず，幼若な細胞の形態といえる．増殖の強い一部の細胞でのみ p53 弱陽性である．また，周囲組織になだらかに移行し，いわゆる癌のフロント形成を認めない．

「胃癌取扱い規約」第 13 版では，再生異型 Group II と診断していた病変であるが，「胃癌取扱い規約」第 14 版では，Group 1 に分類される．内視鏡所見との整合性に配慮し，overdiagnosis にならないように気をつける必要がある．

a：HE 染色，b：MUC5AC 免疫染色，c：MUC6 免疫染色，d：Ki-67 免疫染色，e：p53 免疫染色，f：CDX2 免疫染色（倍率 100×）

図6 残胃炎(stomal gastritis)

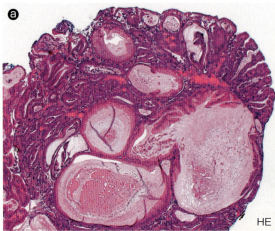
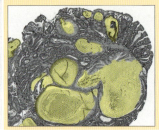

粘膜と水平方向に薄切されており,腺腔が丸く見える.上皮の増生と拡張した腺腔(■部)が目立つ.

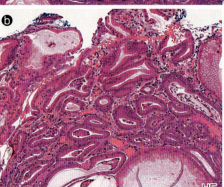
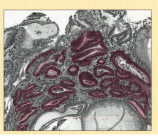

異型は乏しいがやや幼若な上皮の強い増生がみられる(■部).

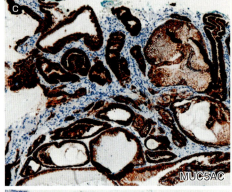
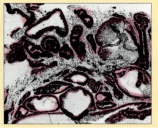

拡張した腺腔,小腺腔ともMUC5AC陽性である.

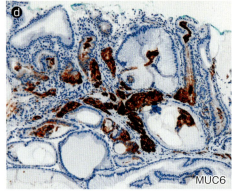
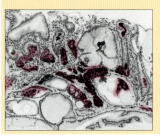

介在する細胞や小腺腔を構成する細胞にMUC6陽性である.

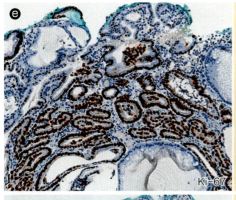
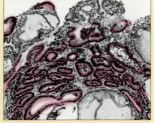

多数の腺管がKi-67陽性である．強い過形成性の変化である．

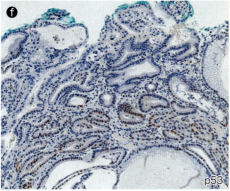
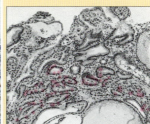

p53は増殖細胞の一部に弱陽性の正常パターンである．

▶**臨床経過**：症例は70歳代，男性．胃部分切除後．内視鏡検査にて，胃体部大彎に吻合部潰瘍あり．吻合部口側の太まった大彎ひだから生検施行．

▶**病理診断**：Stomal gastritis（Group 1）

▶本検体はやや水平方向に薄切された検体であり，腺底部から表層への分化傾向を見るのには必ずしも良い検体ではない．しかし，生検検体は小さく包埋の方向を決められないので，このような幼若な細胞の強い増生に遭遇することもある．
　胃部分切除後の残胃では，しばしば過形成性の上皮が認められる．表層上皮と内部の拡張した腺管はMUC5AC陽性の腺窩上皮の形質を有する．その深部（と推測される）にMUC6陽性の幽門腺細胞がみられる．MUC5AC陽性細胞の深部にKi-67陽性の増殖帯の細胞が著明な増生を示している．増殖帯細胞の乱れはなく，分化の方向性も保たれている．良性病変と考えられる．

a，b：HE染色，c：MUC5AC免疫染色，d：MUC6免疫染色，e：Ki-67免疫染色，
f：p53免疫染色（倍率a：50×，b〜f：100×）

図7　黄色腫（xanthoma）

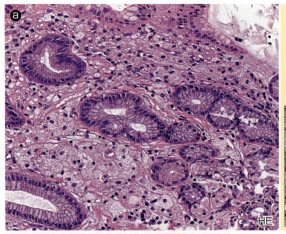

異型の乏しい腺管周囲全体的に泡沫状の胞体をもった細胞の集簇の増生がある．そのなかでも■に色付けした部位は，泡沫細胞として認識しやすい．

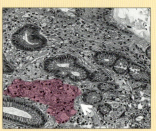

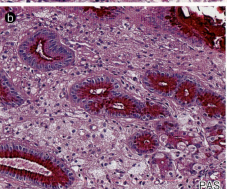

印環細胞癌との鑑別にPAS染色は有用である．周囲の腺管上皮細胞はPAS陽性となる．印環細胞癌もPAS陽性となることが多い．泡沫細胞はPAS染色陰性である．

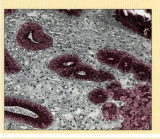

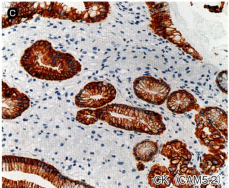

正常腺管（■）や印環細胞癌はcytokeratin陽性だが，泡沫細胞はcytokeratinも陰性であり，鑑別に有用．

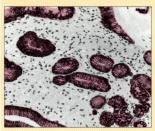

76　6．Group分類別の病理学的鑑別の実際　(1) 過形成性および再生性病変（Group 1）

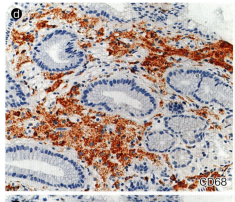
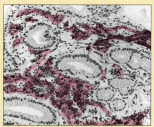

泡沫細胞はマクロファージのマーカーであるCD68陽性．

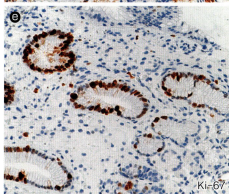
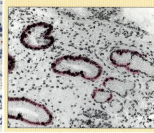

Ki-67免疫染色では，正常腺管や印環細胞癌などはKi-67陽性部分があるが，マクロファージは陰性．

▶**臨床経過**：症例は50歳代，女性．ESD後のフォローアップ．内視鏡にて，胃角対側大彎の黄色調粘膜から生検施行．黄色腫を疑う．生検施行．

▶**病理診断**：Xanthoma（Group 1）

▶慢性胃炎に伴って，間質に泡沫状の細胞質をもった細胞の増生がみられる．異型性は乏しく，核は中心に位置する（印環細胞癌では濃染する偏在核がある）．PAS染色，cytokeratin免疫染色に陰性で，CD68陽性であることから，マクロファージ（macrophage）の増生であることが確認される．Ki-67免疫染色においても陽性細胞はほとんどない．
臨床情報のない場合も多い．印環細胞癌との鑑別に気をつける．

a：HE染色，b：PAS染色，c：Cytokeratin（CK）（CAM5.2）免疫染色，
d：CD68（KP-1）免疫染色，e：Ki-67免疫染色（倍率200×）

図8 PPIによる parietal cell protrusion/oxyntic cell hyperplasia

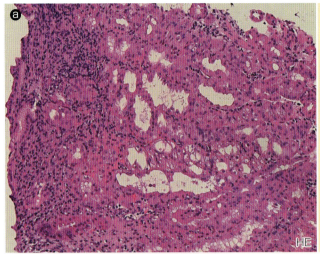

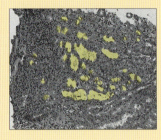

胃底腺細胞に空胞状の変化，内腔の拡張がみられる（■部）．

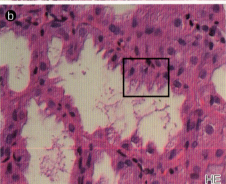

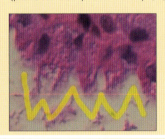

〈左図□部の拡大〉
強い好酸性の胞体をもった細胞が，内腔側に肥大突出(parietal cell protorusion)しながら増生している．この突出(protrusion)が特徴的．PPI投与による壁細胞の変化と考えられている(oxyntic cell hyperplasia)．

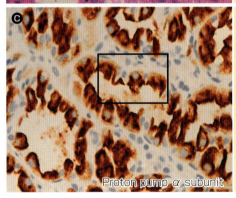

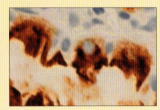

〈左図□部の拡大〉
Proton pump α subunit 免疫染色陽性であり，壁細胞であることが証明される．胃底腺を構成する他の細胞に比較すると壁細胞が多い．

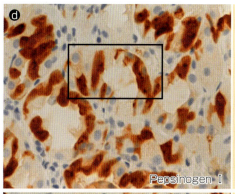

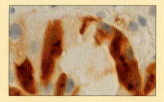

〈左図□部の拡大〉
HE染色では好酸性細胞ばかりに見えるが，腺腔内にはpepsinogen I 陽性の主細胞も含まれている．

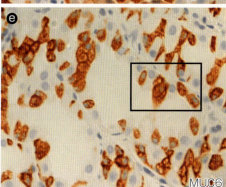

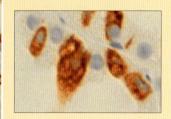

〈左図□部の拡大〉
HE染色では好酸性細胞ばかりに見えるが，MUC6陽性の副細胞も存在している．

▶ **臨床経過**：症例は50歳代，女性．内視鏡にて，胃内に小ポリープを散見．胃体下部の径4mmの隆起性病変から生検施行．背景は萎縮性胃炎．PPI内服中．

▶ **病理診断**：Parietal cell protrusion/Oxyntic cell hyperplasia（Group 1）

▶ *H. pylori* 陽性の症例である．胃底腺領域に乱れた印象がある．胃底腺の腺管は通常は非常にコンパクトだが，本例では胞体の腫大や空胞化，好酸性細胞の内腔への山型の突出がみられる．PPIによる壁細胞の変化として捉えられている病変である．Parietal cell protrusion, oxyntic cell hyperplasiaなどと称される．免疫染色を施行すると，proton pump α subunit陽性で壁細胞であることが証明される．また，胃底腺の他の構成成分であるpepsinogen I 陽性の主細胞，MUC6陽性の副細胞も含まれている．

a：HE染色，b：HE染色，微分干渉撮影，c：Proton pump α subunit免疫染色，
d：Pepsinogen I 免疫染色，e：MUC6免疫染色（倍率 a；100×，b〜e；400×）

Group 1病変のうち，良性のポリープおよび再生異型について概説した．「胃癌取扱い規約」第13版では，再生異型 Group II としていた病変も，第14版では，Group 1 に含まれる．良性の幼若な細胞を再生異型とする意義には乏しいが，一方で，従来，安易に Group II としていたような病変は，より厳密に診断する必要が出てきたのも事実である．

文　献

1) 日本胃癌学会：胃癌取扱い規約（第14版）．金原出版，東京，2010
2) 日本胃癌学会：胃癌取扱い規約（第13版）．金原出版，東京，1999
3) 山田達哉，福富久之：胃隆起性病変．胃と腸　1；145-150，1966
4) Iida, M., Yao, T., Itoh, H., et al.: Natural history of fundic gland polyposis in patients with familial adenomatosis coli/Gardner's syndrome. Gastroenterology　89；1021-1025, 1985
5) Abraham, S. C., Nobukawa, B., Giardiello, F. M., et al.: Sporadic fundic gland polyps: common gastric polyps arising through activating mutations in the beta-catenin gene. Am. J. Pathol. 158；1005-1010, 2001
6) Sekine, S., Shibata, T., Yamauchi, Y., et al.: Beta-catenin mutations in sporadic fundic gland polyps. Virchows Arch.　440；381-386, 2002
7) Abraham, S. C., Singh, V. K., Yardley, J. H., et al.: Hyperplastic polyps of the stomach: associations with histologic patterns of gastritis and gastric atrophy. Am. J. Surg. Pathol.　25；500-507, 2001
8) Park, D. Y. and Lauwers, G. Y.: Gastric polyps: classification and management. Arch. Pathol. Lab. Med.　132；633-640, 2008
9) Sereno, M., Aguayo, C., Guillén Ponce, C., et al.: Gastric tumours in hereditary cancer syndromes: clinical features, molecular biology and strategies for prevention. Clin. Transl. Oncol. 13；599-610, 2011
10) Cronkhite, L. W. Jr. and Canada, W. J.: Generalized gastrointestinal polyposis; an unusual syndrome of polyposis, pigmentation, alopecia and onychotrophia. N. Engl. J. Med.　252；1011-1015, 1955
11) Oberhuber, G. and Stolte, M.: Gastric polyps: an update of their pathology and biological significance. Virchows Arch.　437；581-590, 2000
12) Hoffmann, W.: Regeneration of the gastric mucosa and its glands from stem cells. Curr. Med. Chem.　15；3133-3144, 2008
13) 中村恭一，大倉康男，斉藤　澄：消化管の病理と生検診断．医学書院，東京，2010
14) Cats, A., Schenk, B. E., Bloemena, E., et al.: Parietal cell protrusions and fundic gland cysts during omeprazole maintenance treatment. Hum. Pathol.　31；684-690, 2000
15) Graham, D. Y. and Genta, R. M.: Long-term proton pump inhibitor use and gastrointestinal cancer. Curr. Gastroenterol. Rep.　10；543-547, 2008

6 Group分類別の病理学的鑑別の実際
(2) 腺腫性病変 (Group 3)

Adenomatous lesions

> **POINT**
> - 軽度～中等度異型管状腺腫は，長期間あまり変化しない．
> - 腸上皮化生腺管が集簇していると，軽度～中等度管状腺腫との鑑別が難しいことがある．
> - 高度異型管状腺腫には，高分化型管状腺癌との鑑別が難しいものがある．内視鏡的切除の適応となることが多い．
> - 胃型腺腫には，腺窩上皮型腺腫と幽門腺型腺腫が挙げられる．過形成との鑑別に注意．

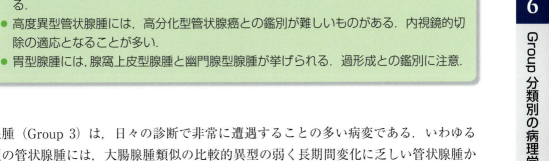

　腺腫（Group 3）は，日々の診断で非常に遭遇することの多い病変である．いわゆる腸型の管状腺腫には，大腸腺腫類似の比較的異型の弱く長期間変化に乏しい管状腺腫から，異形成（dysplasia）と言いたくなるような管状腺腫と高分化型管状腺癌の境界のような腫瘍まで含まれる．異型の弱い腺腫は再生異型との鑑別，異型の強い腺腫は癌との鑑別が問題となる．
　一方，胃型の腺腫はまれであり，過形成との鑑別が難しい．本章では，代表的な腺腫について概説する．

I 腸型腺腫および腺癌

1 軽度ないし中等度異型管状腺腫（tubular adenoma）（図1）

　軽度ないし中等度異型管状腺腫は，小腸吸収上皮類似の形態をもつ異型細胞が，大小の管腔構造を作って増生している．細い紡錘形の核が腺管の基底膜側にそれと垂直に配列する．管腔側へ若干移動する核もみられるが，基底膜側から管腔側方向への極性はほぼ保たれている．図1は中等度異型管状腺腫である．杯細胞やPaneth細胞を有する場合もある．
　HE組織像（図1a）では，形態的に腸型を類推し，腸型転写因子であるCDX2の発現もみられる（図1d）．形態的には腸型に分類できるが，種々の程度に胃腺窩上皮型マーカーMUC5AC，幽門腺型マーカーMUC6の発現がみられ（図1b, c），必ずしも腸型とは限らない．正常粘膜，萎縮粘膜，あるいは

胃腸混合型腸上皮化生粘膜では，MUC5ACとMUC6の発現部位はほぼ明瞭に分かれているが，軽度ないし中等度異型管状腺腫でも，表層と深部のMUC5AC，MUC6の発現領域の極性は比較的保たれている．

Ki-67（MIB-1）[1]の発現は，腺底部よりも腺開口部により強い発現があることが多い（図1e）．腸上皮化生腺管の基底層が集簇していると，腺腫との鑑別が難しいことがあるが，Ki-67免疫染色が鑑別に有効である．大腸腫瘍の発生を検討した報告では，腺上部から腫瘍発生するという考え"top down"よりも腺底部から腫瘍発生するという考え"bottom up"[2]のほうが優勢であるが，腫瘍では異型細胞が粘膜表層を伝って隣の腺管に進展する像がみられるため，一見，腺上部に増殖細胞が多い．胃腺腫でも同様のことが考えられる．

p53[3]はびまん性に不規則に弱い染色性を示すが，正常でも細胞周囲のG_1〜S期に発現が増加し，増殖帯の一部の細胞で弱陽性像を示す[4]ため，ここでは増殖細胞の増加に伴った生理的な染色像と考え陽性とはしていない（図1f）．Group 3病変である．臨床的には，長期間内視鏡的な変化に乏しく無治療でフォローされることもある．

2 低異型度管状腺癌疑い（suspicious of tubular adenocarcinoma）（図2）

図2は，中等度異型管状腺腫（図1）に比較して，核は膨化し，基底膜側から管腔側へ極性の乱れを伴った配列がみられる．細胞質は好酸性で小腸吸収上皮に類似する腸型の病変と考えられる．腺は不規則に分岐あるいは吻合する．高度異型管状腺腫ないし低異型度の管状腺癌を疑う病変で，Group 4とした病変である．

図2の症例では，左半分はMUC5AC陽性，MUC6一部弱陽性で胃型（図2b, c），右半分はCDX2陽性で腸型形質を示すが（図2d），形態的には鑑別は難しい．Ki-67はびまん性高度に陽性である（図2e）．p53は散在性に弱い染色性を見るが陰性である（図2f）．

いずれにしろ，病理医によって診断基準が異なり，さまざまな診断名が用いられているのが現状である．臨床的には，内視鏡的切除の適応となり，病変の一部に明らかな癌が存在することも多い．

II 胃型腺腫

　胃型腺腫（gastric-type adenoma）は，形態的に胃上皮に類似する上皮細胞の増生からなる腫瘍である．WHO の分類では，腺窩上皮型腺腫（foveolar-type adenoma）と幽門腺型腺腫（pyloric-gland adenoma）の記載がある[5]．いずれも，Group 3 と分類されるが，腸型腺腫に比較するとまれであり，自然経過は明らかにされていない．

1 腺窩上皮型腺腫（foveolar-type adenoma）（図3）

　腺窩上皮型腺腫は，基底膜側に配列する小型の核と管腔側の淡明ないし淡好酸性の豊富な粘液を有する胞体をもった高円柱上皮細胞が，比較的大型の腺腔構造を作って増生する腫瘍である．胃腺窩上皮に類似の形態を示す．

　基本的には，胃腺窩上皮マーカーである MUC5AC 陽性であるが（図3b），幽門腺マーカーの MUC6（図3c），腸型転写因子の CDX2（図3d），小腸刷子縁マーカーの villin などが陽性となることもある（図3e）．Ki-67 はびまん性に陽性となる（図3f）．

2 幽門腺型腺腫（pyloric-gland adenoma）（図4）

　幽門腺型腺腫[6]は，小型類円形の核と淡好酸性の胞体をもった幽門腺類似の腫瘍細胞が，小型の腺腔を形成して増生する．

　基本的には，幽門腺マーカーの MUC6 陽性であるが（図4c），表層の腺窩上皮様の細胞では MUC5AC も陽性となる（図4b）．また，種々の腸型マーカーも陽性となることがある．

図1 腸型管状腺腫：Group 3（いわゆる管状腺腫）

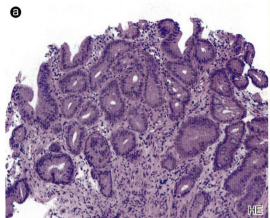

管状腺腫は，形態的に腸上皮化生や大腸型腺腫に類似しており，腸上皮化生腺管と同様に胃から腸に変化するさまざまな段階がみられる．腸上皮化生（核=■部，細胞質=■）では核は小型で基底膜側に配列するが，腺腫では紡錘形となり，基底膜から立ち上がって基底膜側に直行して揃って配列する（核=■部）．

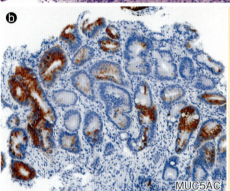
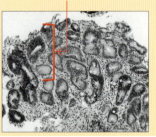

左端の腺管に着目すると，胃腺窩上皮マーカーMUC5ACが粘膜表層寄りに残存する．

正常胃粘膜の分化を模した構造をとっている（organoid structure）が，正常腺管ほどはMUC5ACとMUC6の境界はきれいではない．

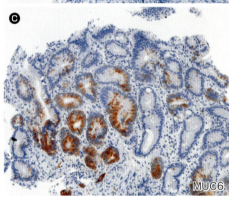
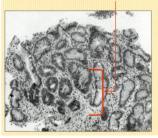

左端の腺管に着目すると，幽門腺型マーカーMUC6が粘膜のより深部に発現する．

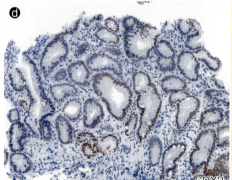
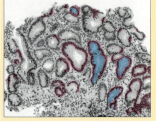

全体的に腸型転写因子CDX2が弱陽性を示す．比較的目立つ所を■にしている．腸上皮化生腺管（■部）ではCDX2陽性細胞が多い．

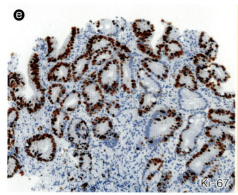
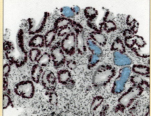

Ki-67陽性（核＝■部）の増殖帯は粘膜表層近くに分布し，深部には正常腺管が残存することがある（いわゆる二階建て構造）．腸上皮化生腺管（■部）が取り残されている．

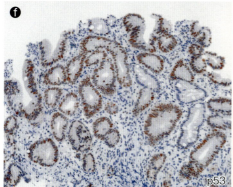
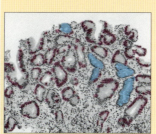

p53は，正常でも増殖細胞に弱陽性であり，増殖の強い腺腫では，弱〜中等度陽性細胞が分布する（p53発現の比較的強い細胞の核＝■部）．p53遺伝子変異による蓄積はないと判断できる．正常パターンの範疇である．腸上皮化生腺管（■部）にもp53弱陽性細胞がみられるが，数は少ない．

▶ **臨床経過**：症例は70歳代，男性．噴門周囲にびらん多発．胃体上部小彎後壁よりの山田Ⅲ型ポリープより生検施行．

▶ **病理診断**：Tubular adenoma with moderate atypia (Group 3)

▶ 小腸吸収上皮類似の形態をもつ異型細胞が大小の管腔構造を作って増生している．細い紡錘形の核が腺管の基底膜側にそれと垂直に配列する．管腔側へ若干移動する核もみられるが，基底膜側から管腔側方向への極性はほぼ保たれている．中等度異型管状腺腫である．杯細胞やPaneth細胞を有する場合もある．
HE染色組織像では，腸型転写因子であるCDX2の発現もみられ，形態的には腸型に分類できる．しかし，種々の程度に胃腺窩上皮型マーカーMUC5AC，幽門腺型マーカーMUC6の発現がみられ，必ずしも腸型とは限らない．正常粘膜，萎縮粘膜，あるいは胃腸混合型腸上皮化生粘膜では，MUC5ACとMUC6の発現部位はほぼ明瞭に分かれているが，腺腫では，MUC5AC，MUC6の発現領域は，表層と深部の極性は保たれてはいるものの，重なりが大きく非常に不規則な分布を示す．
Ki-67（MIB-1）の発現は，腺底部よりも腺開口部により強い発現があることが多い．腫瘍では異型細胞が粘膜表層を伝って隣の腺管に進展するためと考えられる．p53はびまん性に不規則に弱い染色性を示すが，正常でも増殖細胞で弱陽性像を示すのと同様に，ここでは増殖細胞の増加に伴った生理的な染色像と考えられる．p53は正常パターン．

a：HE染色，b：MUC5AC免疫染色，c：MUC6免疫染色，d：CDX2免疫染色，e：Ki-67免疫染色，f：p53免疫染色（倍率100×）

図2 管状腺腫と癌との境界病変：Group 4

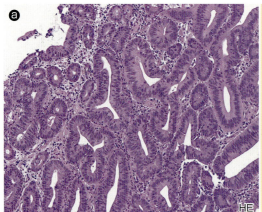

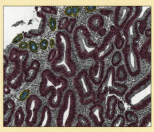

図1より，核異型が増している．管状腺腫とするか癌とするか迷う所見である．

核（■部）の幅が図1aより広がっている．

腸上皮化生腺管（胞体■部，核■部）は異型が乏しい．

HE

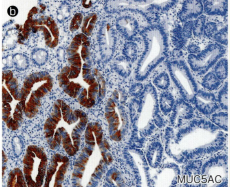

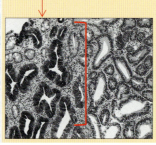

形態学的には判別困難だが，左半分はMUC5AC陽性の胃腺窩上皮型である．

MUC5AC

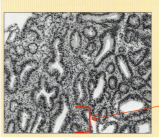

下部には少量のMUC6陽性の腺管がみられる．ここでははっきりしないが，bの腺窩上皮の下方の幽門型に分化した部分と考えられる．

MUC6

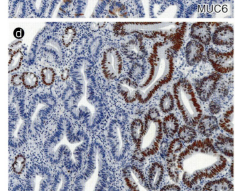

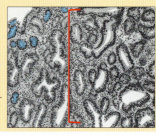

非腫瘍性の腸上皮化生腺管が残存する（■部）．ここもCDX2陽性．

腺腫右半分はCDX2陽性で腸型形質を有する．

CDX2

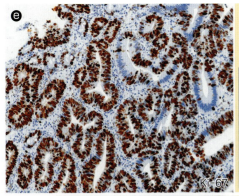
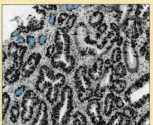

図1eと比べて，Ki-67陽性の増殖細胞の分布が増している．胃型でも腸型でも大きな差はない．腸上皮化生腺管（■部）では陽性率が低い．

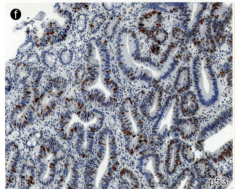
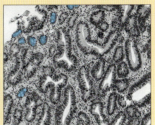

p53陽性細胞も増えているが，増殖細胞の一部が陽性となる正常パターンの範疇である．変異ではない．腸上皮化生腺管（■部）では染まっていない．

▶ **臨床経過**：症例は70歳代，男性．胃体上部小彎の山田Ⅲ型ポリープより生検．噴門周囲に易出血性びらん．

▶ **病理診断**：Suspicious of tubular adenocarcinoma (Group 4)

▶ 中等度異型管状腺腫（図1）に比較して，核はさらに膨化し，基底膜側から管腔側へ極性の乱れを伴った配列がみられる．細胞質は好酸性で小腸吸収上皮に類似する腸型の病変と考えられる．腺は不規則に分岐あるいは吻合する．高度異型管状腺腫ないし低異型度の管状腺癌を疑う病変で，Group 4とした病変である．左半分は胃型，右半分は腸型形質を示すが，形態的には鑑別は難しい．Ki-67はびまん性高度に陽性である．p53は散在性に弱い染色性をみるが*p53*遺伝子変異による蓄積ではなく，増殖細胞が陽性となる正常パターンである．

a：HE染色，b：MUC5AC免疫染色，c：MUC6免疫染色，d：CDX2免疫染色，e：Ki-67免疫染色，f：p53免疫染色（倍率100×）

図3 腺窩上皮型腺腫：Group 3

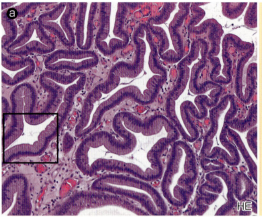

〈左図□部の拡大〉
形態的に，胃腺窩上皮に類似する胞体に豊富な粘液を有する高円柱上皮細胞からなる．胞体は管腔側に，核は基底膜側（腺管の周囲）に整然と配列する．

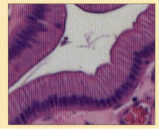

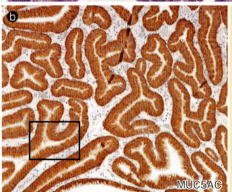

〈左図□部の拡大〉
全体に胃腺窩上皮マーカー MUC5AC に陽性である．

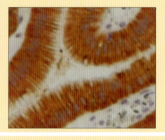

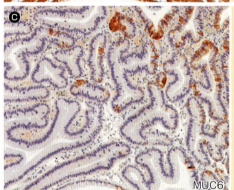

図右上で幽門腺型マーカー MUC6 の発現もみられる（■部）．正常粘膜のような MUC5AC とのきれいな境界がない．

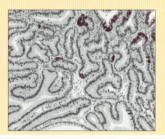

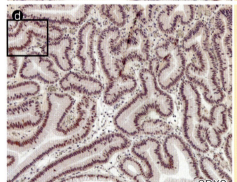

〈左図□部の拡大〉
形態的には腸型は予想できないが，全体的に腸型転写因子 CDX2 が発現している．

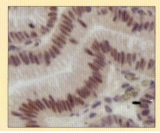

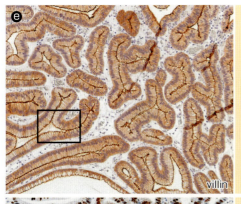
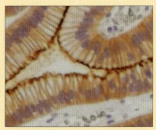

〈左図□部の拡大〉
管腔側に腸吸収上皮刷子縁の蛋白 villin も発現している．

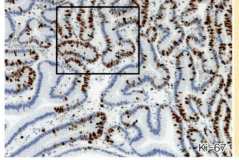
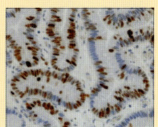

〈左図□部の拡大〉
Ki-67 はびまん性不規則に分布している．Ki-67 強陽性細胞，弱陽性細胞，陰性細胞が不規則に混在し，正常腺管のような Ki-67 陽性細胞が集まっている増殖帯を形成しない．

▶ **臨床経過**：70 歳代，男性．前庭部小彎の I 型病変を EMR．
▶ **病理診断**：Foveolar-type adenoma（Group 3）

▶ 腺窩上皮型腺腫は，形態的に胃腺窩上皮細胞に類似した腫瘍である．基底膜側に配列する小型の核と管腔側の淡明ないし淡好酸性の豊富な粘液を有する胞体をもった高円柱上皮細胞が，比較的大型の腺腔構造を作って増生する．腺窩上皮型過形成と比較すると，均一な細胞からなり，背景の炎症は軽度である．基本的には，胃腺窩上皮マーカーである MUC5AC 陽性であるが，幽門腺成分の混在もある．完全な胃腺窩上皮型腺腫というよりも，胃腺窩上皮優位な胃型腺腫とも考えられる．H. pylori 感染と炎症によって，非腫瘍腺管も腫瘍腺管も腸型化が進むため，腸型転写因子の CDX2，小腸刷子縁マーカーの villin などが陽性となることもある．Ki-67 はびまん性に陽性となり，増殖帯という局在がない．

a：HE 染色，b：MUC5AC 免疫染色，c：MUC6 免疫染色，d：CDX2 免疫染色，e：Villin 免疫染色，f：Ki-67 免疫染色（倍率 100 ×）

図4 幽門腺型腺腫：Group 3

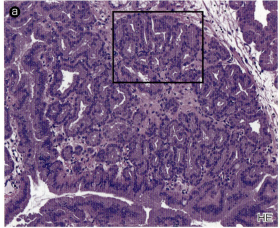

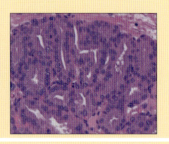

〈左図□部の拡大〉
形態的に幽門腺類似の粘液上皮細胞が小腺腔を形成して増生している．

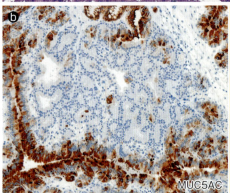

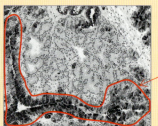

表層は MUC5AC 陽性の胃腺窩上皮型の形質をもった細胞が覆っている．

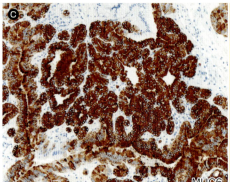

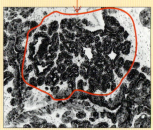

小腺腔は MUC6 陽性の幽門腺型形質を有し，腫瘍の主体をなす．

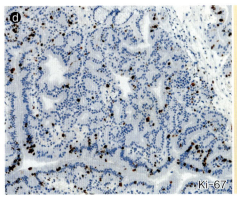
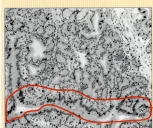

Ki-67 陽性の増殖帯は，正常同様に MUC5AC と MUC6 陽性細胞の境界に若干多い印象だが，幽門腺腺腫細胞内にも分布する．

← MUC5AC と MUC6 の境界

▶臨床経過：60 歳代，女性．吐血のため来院．内視鏡にて腫瘍より出血あり．腫瘍を EMR．
▶病理診断：Pyloric-gland adenoma（Group 3）
▶幽門腺腺腫は，小型類円形の核と淡好酸性の胞体をもった幽門腺類似の腫瘍細胞が，小型の腺腔を形成して増生する．基本的には，幽門腺マーカーの MUC6 陽性である．胃底腺領域にも幽門腺領域にも発生する．表層の腺窩上皮様の細胞では MUC5AC 陽性となる．

a：HE 染色，b：MUC5AC 免疫染色，c：MUC6 免疫染色，d：Ki-67 免疫染色（倍率 100×）

腺腫（Group 3）および腺腫と癌との鑑別困難な腫瘍性病変（Group 4）について概説した．これらの鑑別と診断名は病理医によってまちまちであることが多い．病理所見と内視鏡像に離齬がある場合は，病理医と内視鏡医の十分なディスカッションが求められる．

文献

1) 畑中　豊，長谷川匡，松野吉宏：病理診断に役立つ分子生物学（第2部）病理診断医になじみのある疾患関連分子-Ki-67 解説編．病理と臨床　29（臨時増刊号）；298-301，2011
2) Wright, N. A. and Poulsom, R.：Top down or bottom up? Competing management structures in the morphogenesis of colorectal neoplasms. Gut　51；306-308, 2002
3) 森　泰昌：病理診断に役立つ分子生物学（第2部）病理診断医になじみのある疾患関連分子-p53・p16 診断編．病理と臨床　29（臨時増刊号）；384-386，2011
4) Sherr, C. J.：Cancer cell cycles. Science　274；1672-1677, 1996
5) Lauwers, G. Y., Carneiro, F., Graham, D. Y., et al.：Gastric carcinoma. Bosman, F. T., Carneiro, F., Hruban, R. H., et al.（eds.）：WHO Classification of Tumours of the Digestive System. 48-58, IARC, Lyon, 2010
6) Kushima, R., Vieth, M., Borchard, F., et al.：Gastric-type well-differentiated adenocarcinoma and pyloric gland adenoma of the stomach. Gastric Cancer　9；177-184, 2006

6 Group 分類別の病理学的鑑別の実際
(3) 癌確定診断に至る過程 (Group 2, Group 4)

Diagnostic process of gastric cancer

> **POINT**
> - Group 2 や Group 4 の症例は，患者のその後の治療を大きく左右する．
> - 内視鏡所見との整合性，乖離に気をつけて臨床医とディスカッションする．
> - 判断に迷ったら，再薄切 HE 標本を作製する．
> - 分化型腺癌では，Ki-67 の分布パターン，p53 の染色性は診断に有用である．
> - 低分化型腺癌では，cytokeratin 免疫染色や PAS 染色によって，間質内に散らばった癌細胞の同定が有効である．

「胃癌取扱い規約」第 14 版[1]の胃生検組織診断分類（Group 分類）のうち，腫瘍あるいは癌を疑うが確定困難な場合（Group 2 や Group 4），病理学的にいかに癌の鑑別を行い，確定に至るかを解説したい．

I 癌の診断に至る過程：初回 Group 2 の場合

Group 2 は，腫瘍性（腺腫または癌）か非腫瘍性か判断の困難な病変である．異型細胞は存在するが，採取された組織量が少量で腫瘍かどうか確定困難な場合，背景のびらんや炎症が強く腫瘍とするには十分な異型性が認められず再生異型との鑑別が困難な場合，異型細胞は認識しつつも挫滅変性のため確定できない場合などが含まれる．

以下に，例を挙げて確定診断までの過程を示したい．

1 再生異型と腫瘍との鑑別が困難な例

図 1a, b (HE 染色) では，腸上皮化生腺管と酷似する腺管の増生がみられる．このような腺管が組織内に混在しており，再生異型か腫瘍かの判別が困難であった．Ki-67 免疫染色（図 1c）では，癌よりも腸上皮化生腺管のほうが強い増生を示す．胃では，正常腺管が常に増生しているので，このような一見

paradoxical なことも起こりうる[2]．p53 免疫染色（図 1d）では，異型腺管で陽性を示す．HE 染色では癌のフロント形成が不明瞭であったが，p53 免疫染色では癌の領域が明瞭である[3]．

最終的に「高分化型管状腺癌 Group 5」と診断した 1 例である．

2 胃底腺領域で再生・変性との鑑別が困難な例

図 2 は，胃底腺領域の皺襞肥厚との臨床診断により生検された．HE 標本（図 2a）では，腺窩上皮と胃底腺固有腺との境界の増殖帯領域に構造的に不整な広がりを見せる異型細胞が増生している．MUC5AC（図 2b）は，腺窩上皮に陽性であるが，一部で深部にも陽性である．MUC6（図 2c）は，胃底腺固有腺で副細胞に陽性となっているが，深部の MUC5AC 陽性領域でびまん性に陽性となる腺管が存在する．同部では，Ki-67 陽性細胞（図 2d）も散見される．これらの MUC5AC，MUC6，Ki-67 陽性細胞の分布は異常と判断される．

Group 2 としたが，その後の再検（図 2e），再々検（図 2f）で，より異型の強い腫瘍細胞が採取され「低分化型腺癌 Group 5」と確定した．

3 潰瘍底肉芽組織内の癌の症例

図 3 は，潰瘍底が採取された症例である．HE 染色（図 3a）では肉芽組織の増生を認める．図 3d の右側では CD34 陽性の腫大した血管内皮細胞[4]が認められる潰瘍底の典型像である．しかしながら，HE 染色で左側はやや密な印象があり，通常の腫大した血管内皮細胞とは異なる印象である．念のため種々の特殊染色を行うと，PAS 陽性（図 3e），あるいは Alcian blue 陽性（図 3f）の小腺腔がみられる．また，免疫染色では，図 3b, c の左側には，それぞれ，cytokeratin（CAM5.2）陽性，vimentin 陰性の異型上皮細胞の増生がみられる．

以上より，「低分化型腺癌 Group 5」と最終診断した．

Side memo

中間径フィラメント

- サイトケラチン cytokeratin（CK）は，上皮細胞の細胞質内にあって細胞の骨組み（細胞骨格）を構成する中間径フィラメントである．Moll らにより 20 種類に分類されており，腺上皮では低分子ケラチンである CK7 や CK20，扁平上皮では高分子ケラチンである CK5，CK6，CK14 の発現がある．ここでは，腺上皮細胞の CK7, 8 を認識する抗体クローン CAM5.2 を使用している．

- ビメンチン vimentin は，間葉系細胞の細胞骨格を構成する．好中球，リンパ球，マクロファージなどの炎症細胞，線維芽細胞，血管やリンパ管内皮細胞などが陽性となる．癌は本来 CK の発現があるが，癌が進展し上皮間葉移行 epithelial-mesenchymal transition（EMT）を起こすと vimentin 陽性となることがある．

Ⅱ 癌の診断に至る過程：初回 Group 3 との鑑別が問題となった場合

本来，Group 3 は腺腫に限って使われる分類であるが，診断の過程で管状腺腫と再生異型との鑑別が問題となった症例を経験した．本来であれば，Group 2 に分類すべきであるが，Group 3 を念頭に検索を進めたのでここに記載する．

1 腺腫との鑑別が問題となった症例

図4 は，潰瘍瘢痕として生検された症例である．胃粘膜の一部で，紡錘形の核をもった異型細胞からなる腺腔の集簇巣がみられる．正常腺管との間に明瞭な境界がありフロント形成として認識される．さらに，個々の細胞の極性の乱れを伴った腺管も目立つ．杯細胞はあまり目立たず，腸上皮化生腺管との判断に至りにくいことから管状腺腫を考えるところである（図4a, b）．しかし，再薄切HE標本では，異型性は乏しく領域性も失われた再生異型と判断した（図4c）．半年後の再検で内視鏡的に有意な所見に乏しく，再生検でも異型細胞はみられない（図4d）．初回生検，初回薄切標本の腺管の形態を見ると，ほとんどが小腺腔状となっており，開口部から腺底部までの細長い管の形態を取っていない．これは，粘膜と水平に包埋されたためである．初回薄切標本は，比較的腺底部の増殖帯近くだったため「異型」と感じられたが，再薄切によって比較的開口部寄りの分化した細胞が見えてきたため異型が乏しくなったと考える．その後の再生検は，再生上皮と腸上皮化生である．

図1 再生異型か腫瘍か判別が困難であった例

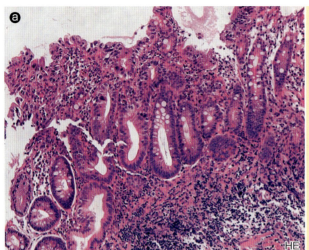

一見，炎症を背景とした腸上皮化生を伴った再生腺管の増生がある．しかし，ピンク線の間の数腺管は周囲とやや違う印象で違和感がある．

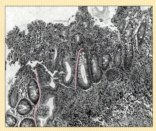

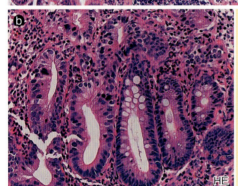

ほかの腺管は吸収上皮様の細胞が主体である．よく見るとここの右上と左下の腺管が不規則に癒合している．ここは腫瘍腺管．

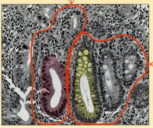

核の異型性では判別がつかないが，右側の3腺管は杯細胞を有する．ここは腸上皮化生．

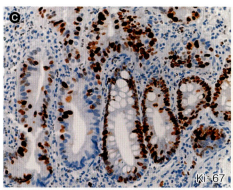
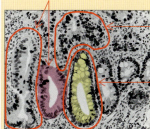

腫瘍では，Ki-67陽性の増殖細胞と陰性の細胞がランダムに分布する．Ki-67染色の濃さや陽性率ではなく，その分布パターンに注目．

ここでは，ほぼすべての細胞がKi-67陽性だが，濃淡が不均一で汚い印象．

腸上皮化生では，腺底部から上方に増殖帯が広がる．幅広く陽性だが均一で整然としている．この上方は陰性となっていく．

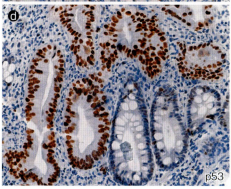
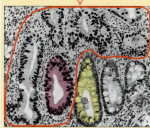

腫瘍では，増殖性の有無（Ki-67染色性）にかかわらず，p53が核に均一に強陽性を示す．*p53*遺伝子変異による蓄積パターンである．

腸上皮化生腺管（□）に隣接する異型腺管（■）．

▶ **臨床経過**：症例は70歳代，女性．前庭部大彎にO-IIc病変．生検施行．
▶ **病理診断**：第1報；Atypical glands seen（Group 2）
　　　　　　→　最終報告；高分化型管状腺癌（Group 5）

▶ 炎症性背景に，腸上皮化生を伴った再生腺管の増生を認める．低倍では，中央にやや染色性が異なり吻合する腺管がみられる(a)．倍率を上げて中央2腺管を比べるが(b)，左側に右側の腸上皮化生腺管と酷似する腺管の増生がみられる．このような腺管が組織内に混在しており，再生異型か腫瘍かの判別が困難であった．Ki-67免疫染色（c）では，癌よりも右側の腸上皮化生腺管の方が強い増生を示す．腸上皮化生腺管の増殖帯は幅広い．胃では，正常腺管が常に増生しているので，このような一見パラドキシカルなことも起こりうる．p53免疫染色（d）では，左側の異型腺管で陽性を示す．HE染色では癌のフロント形成が不明瞭であったが，p53免疫染色では癌の領域が明瞭である．最終的に高分化型管状腺癌Group 5と診断した．

a, b：HE染色，c：Ki-67免疫染色，d：p53免疫染色（倍率200×）

図2　胃底腺領域の低分化型腺癌

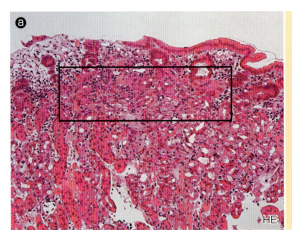

初回生検（a〜d）：表層腺窩上皮と胃底腺の間の増殖帯の細胞に横方向に流れるような不規則な癒合がみられる．拡大図では細胞境界が不明瞭（＝異常所見）．

〈左図□部の拡大〉

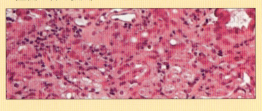

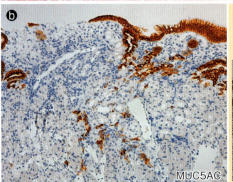

胃底腺領域にも MUC5AC 染色像がみられる（＝異常所見）．

表層を MUC5AC 陽性の正常腺窩上皮が覆っている．

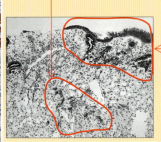

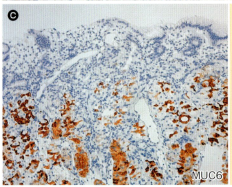

MUC6 陽性の副細胞は正常ではまだらに分布している．

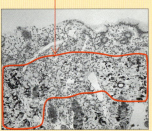

正常ではみられない胃底腺の深部で Ki-67 陽性である（＝異常所見）．（●部）

正常の増殖帯の位置（□部）

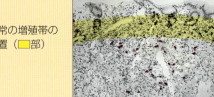

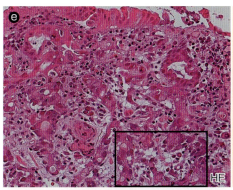
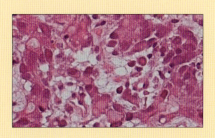

〈左図□部の拡大〉
再生検で異型の強い腺管が出現.

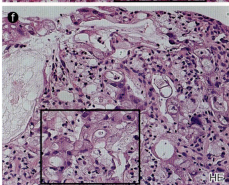
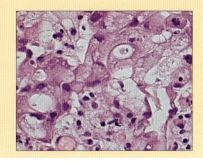

〈左図□部の拡大〉
再々生検でさらに異型の強い腺管の増生がみられた.

- ▶臨床経過：症例は70歳代，男性．食後の心窩部痛のため来院．上部内視鏡にて大彎の巨大皺襞．
  生検施行．
- ▶病理診断：第1報；Atypical glands seen（Group 2）
  → 最終報告；Poorly differentiated adenocarcinoma（tub2＜por2）（Group 5）
- ▶胃底腺領域の皺襞肥厚との臨床診断により生検された．HE標本（a）では，腺窩上皮と胃底腺固有腺との境界の増殖帯領域に構造的に不整な広がりを見せる異型細胞が増生している．胃底腺領域の癌の初期像は，このように増殖帯の変化から始まることが多い．MUC5AC（b）は，腺窩上皮に陽性であるが，一部で深部にも陽性である．MUC6は，胃底腺固有腺で副細胞に陽性となっている．深部で，Ki-67陽性細胞（d）も散見される．これらのMUC5AC，Ki-67陽性細胞の分布は異常と判断される．初見時にはGroup 2としたが，その後の再検（e），再々検（f）で，より異型の強い腫瘍細胞が採取され低分化型腺癌Group 5と確定した．

a，e，f：HE染色，b：MUC5AC免疫染色，c：MUC6免疫染色，d：Ki-67免疫染色
（倍率 a～d：100×，e～f：200×）

図3 潰瘍底肉芽組織内の癌

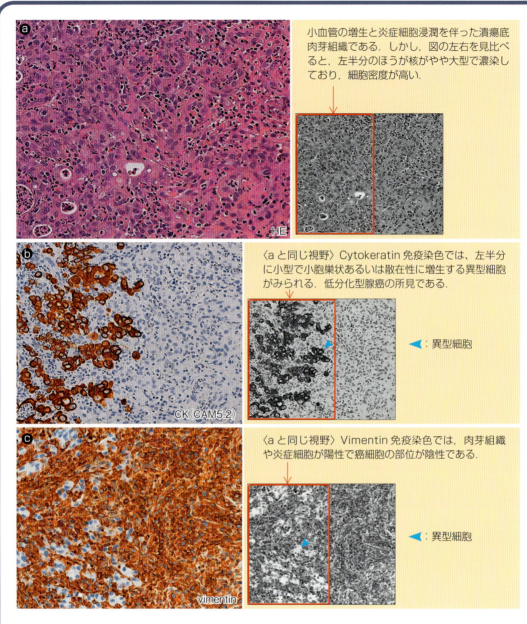

a：HE 染色，b：Cytokeratin（CAM5.2）免疫染色，c：Vimentin 免疫染色，d：CD34 免疫染色，e：PAS 染色，f：Alcian blue 染色（倍率 a〜c：200×，d〜f：400×）

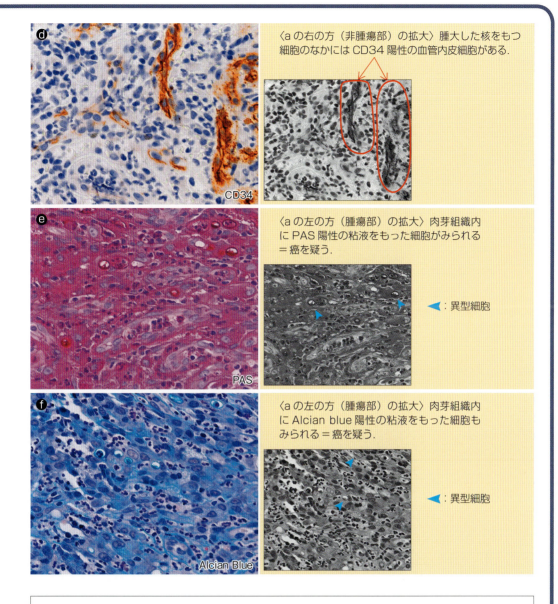

- ▶**臨床経過**：症例は50歳代，女性．幽門側胃切除後，残胃吻合部大彎の不整な潰瘍あり．生検施行．
- ▶**病理診断**：初見時；潰瘍底肉芽組織（Group 1 相当？）
  → 検索後；Poorly differentiated adenocarcinoma, non-solid type（por2）（Group 5）
- ▶潰瘍底が採取された症例である．HE染色（a）では肉芽組織の増生を認める．病変の右側ではCD34陽性の腫大した血管内皮細胞が認められる潰瘍底の典型像である（d）．しかしながら，HE染色で左側はやや密な印象があり，通常の腫大した血管内皮細胞とは異なる印象である．念のため，免疫染色を行うと，cytokeratin（CK，CAM5.2）陽性（b），vimentin 陰性（c）の異型上皮細胞の増生がみられる．また，粘液染色では，PAS陽性（e），あるいはAlcian blue 陽性（f）の小腺腔がみられる．以上より，低分化型腺癌 Group 5 と最終診断した．

図4 管状腺腫と再生異型の鑑別が問題となった症例

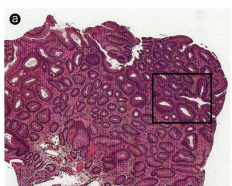

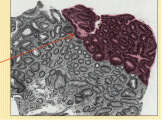

潰瘍瘢痕として生検．胃粘膜の一部で，紡錘形の核をもった異型細胞からなる腺腔の集簇巣がみられる（■部）．正常腺管との間に明瞭な境界（いわゆるフロント）がある．管状腺腫を考える所見である．

フロント形成

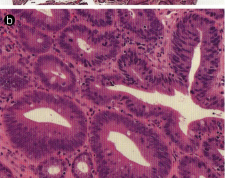

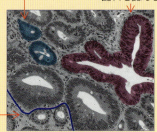

〈aの□部の拡大〉

おとなしい腸上皮化生腺管もある．

個々の細胞の極性の乱れも認められる．

フロント形成

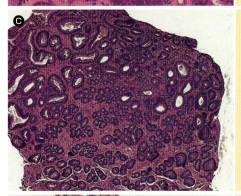

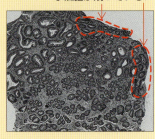

増殖帯近傍のやや未熟な細胞が残っている．

再薄切HE標本では，異型性も乏しく領域性も失われた．再生異型と判断．

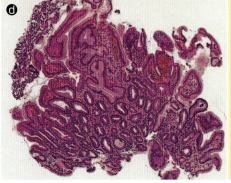

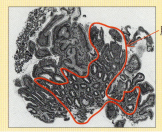

その後の生検では異型細胞はみられない．一部で，腸上皮化生を伴った再生上皮のみ．

腸上皮化生

▶**臨床経過**：症例は60歳代，男性．胃角部小彎前壁の胃癌ESD後，8年間フォローアップ中に，前回前庭部タコイボ様びらんよりGroup 3．内視鏡的には，腸上皮化生は強いが腫瘍性変化は不明瞭．再生検施行．

▶**病理診断**：前回；Tubular adenoma (Group 3)？
　　　　　　→　再生検；Intestinal metaplasia (Group 1)

▶前回Group 3と診断された部位からの再検である．今回の直近2回の生検を呈示する．

1回目初回薄切（a, b）：胃粘膜の一部で，紡錘形の核をもった異型細胞からなる腺腔の集簇巣がみられる．正常腺管との間に明瞭な境界がありフロント形成として認識される．さらに，個々の細胞の極性の乱れを伴った腺管も目立つ．杯細胞はあまり目立たず，腸上皮化生腺管との判断に至りにくい．管状腺腫を第一に考えた．腺管の形態を見ると，ほとんどが小腺腔状となっており，開口部から腺底部までの細長い管の形態を取っていない．これは，粘膜と水平に包埋されたためである．比較的腺底部の増殖帯近くだったため「異型」と感じられた．

1回目再薄切（c）：再薄切HE標本では，異型性は乏しく領域性も失われた．比較的開口部寄りの分化した細胞が見えてきたため異型が乏しくなったと考える．

2回目(d)：半年後の再検で内視鏡的に有意な所見に乏しく，再生検でも異型細胞はみられない．

今回1回目の内視鏡所見で，腫瘍を疑う所見はみられておらず，内視鏡所見と病理所見に乖離があるときは要注意である．

微小な生検検体では，包埋の方向を決めるのは困難である．再薄切標本を作ると2次元の組織像から3次元の構築を考える大きな助けになる．

a, b：初回生検，初回薄切標本．c：初回生検，再薄切標本．d：半年後の再生検．
a～d：HE染色（倍率a, c, d：50×，b：200×）

図5 高度異型管状腺腫と高分化型管状腺癌との鑑別が問題となる症例

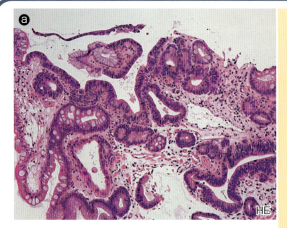

腫瘍の領域性，集簇性，フロント形成を確認したいが，腫瘍と非腫瘍が複雑に入り組んでおり，一見，再生上皮のような趣を呈する．

癌腺管（部）：核の腫大と強い偽重層を伴った異型腺管を認める．

非腫瘍腺管もバラエティに富んでいる．

胃腺窩上皮　腸単独型腸上皮化生　胃腸混合型腸上皮化生

胃腸混合型腸上皮化生

胃腺窩上皮

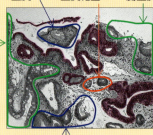

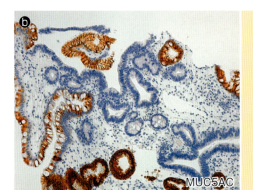

胃腺窩上皮 と 胃腸混合型腸上皮化生 がMUC5AC陽性．腫瘍腺管は MUC5AC 陰性である．

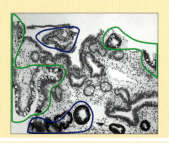

腫瘍腺管の一部が MUC6 陽性の幽門腺型胃癌．非腫瘍腺管は MUC6 陰性である．

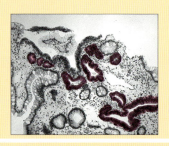

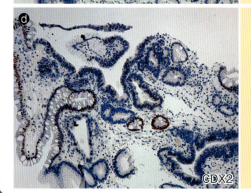

腸上皮化生腺管は，胃腸混合型 も 腸単独型 も CDX2 陽性．腫瘍腺管は吸収上皮に類似するが CDX2 陰性である．

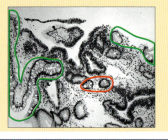

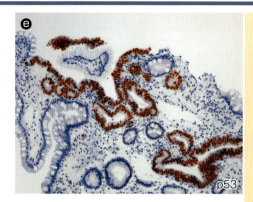

腫瘍腺管（■部）では，p53 のびまん性高度の染色性を認める．変異蓄積パターンである．弱陽性の場合，比較的強い染色性の場合でも弱陽性細胞と混在してまだら状になっている場合は，遺伝子変異による蓄積ではなく，増殖細胞での生理的な発現であると判断する．両方の allele が欠失すると（homozygous deletion），増殖細胞があってもまったく陽性細胞がいなくなる．こんな場合も注意が必要．

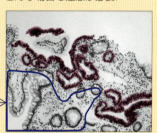

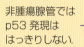

非腫瘍腺管では p53 発現ははっきりしない．

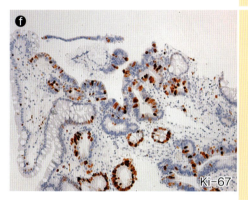

Ki-67 は，癌ではランダムに陽性である（●部）．

Ki-67 陽性細胞は，癌では，陽性細胞と陰性細胞が不規則に並んでいる．進行すると陽性細胞がさらに増加する．陽性率（いわゆる MIB-1 陽性率）より，並び方のパターンが重要．

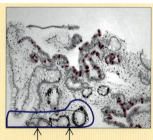

↑ 開口部　↑ 増殖帯

Ki-67 は，非腫瘍腺管では，増殖帯で均一に陽性で，開口部側で陰性．

▶臨床経過：症例は 80 歳代，男性．多発胃潰瘍にてフォローアップ中．体下部後壁の発赤調粗糙粘膜より生検．
▶病理診断：初見時；Suspicious of adenocarcinoma（Group 4）
　　　　　　→　検索後；Well differentiated tubular adenocarcinoma（tub1）（Group 5）

▶高度異型管状腺腫と低異型度の高分化型管状腺癌との鑑別が困難な病変である．核腫大を伴って増生する成分と腸上皮化生を伴って増生する再生腺管も混在する（a）．異型細胞は，MUC5AC 陰性（b），MUC6 陽性（c）の幽門腺型細胞である．隣接する腸上皮化生腺管にも類似するが CDX2 陰性（d）で腸型成分は認められない．腸上皮化生には，胃腸混合型腸上皮化生と腸単独型腸上皮化生が混在している．種々の腺管が不規則に混在しており，一見，腫瘍特有の単調（monotonous）な増生が感じられない．p53 陽性（e）であるが，Ki-67（f）は再生腺管よりもかえって低値である．最終的には，高分化型管状腺癌 Group 5 と判断した．

a：HE 染色，b：MUC5AC 免疫染色，c：MUC6 免疫染色，d：CDX2 免疫染色，e：p53 免疫染色，
f：Ki-67 免疫染色（倍率 100×）

図6 深切り標本によって癌の存在が明らかとなった例

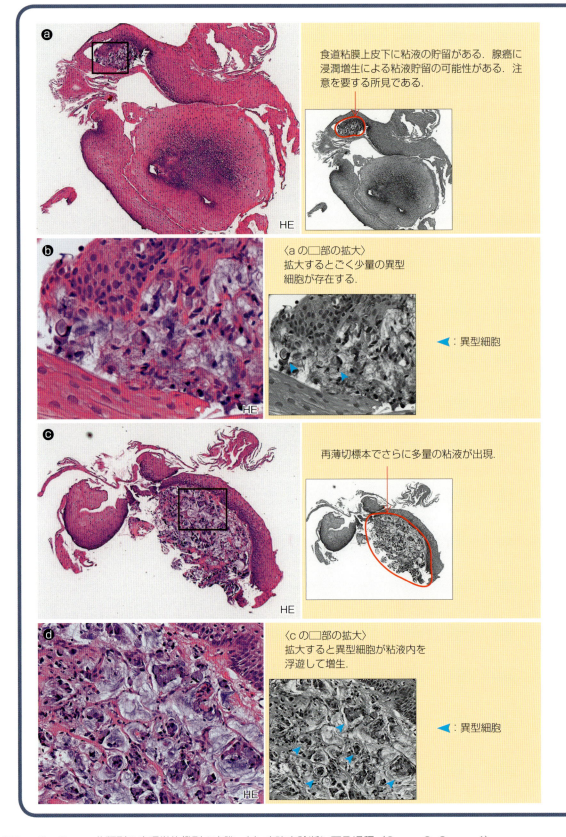

ⓐ 食道粘膜上皮下に粘液の貯留がある．腺癌に浸潤増生による粘液貯留の可能性がある．注意を要する所見である．

ⓑ 〈a の□部の拡大〉
拡大するとごく少量の異型細胞が存在する．

◀：異型細胞

ⓒ 再薄切標本でさらに多量の粘液が出現．

ⓓ 〈c の□部の拡大〉
拡大すると異型細胞が粘液内を浮遊して増生．

◀：異型細胞

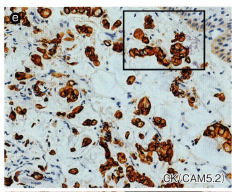
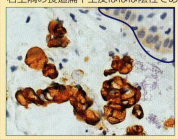

〈左図□部の拡大〉
Cytokeratin 免疫染色で，低分化型腺癌を同定．
右上隅の食道扁平上皮はほぼ陰性である．

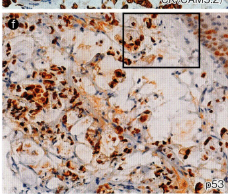
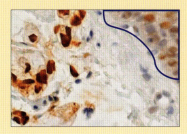

〈左図□部の拡大〉
p53 免疫染色でも蓄積がみられた．変異蓄積パターン．右上隅の食道扁平上皮基底層には増殖細胞があるため，p53 弱陽性となる．ここは正常パターン．

▶**臨床経過**：症例は 70 歳代，男性．胃噴門部癌化学療法後．食道胃接合部の粘膜下腫瘍様の隆起を伴った発赤調粘膜より生検．

▶**病理診断**：初見時：Atypical cells seen, suspicious of adenocarcinoma (Group 4 相当)
　　　　　→　最終診断：Poorly differentiated adenocarcinoma, non-solid type (por2)
　　　　　　　(Group 5)

▶a の左上（□部）では，食道上皮下に粘液の貯留がある．拡大すると内部には胞体に粘液を有する異型細胞が存在する（b）．癌は否定できないが，量的には非常に少なく判定しがたい．Group 2 とするか Group 4 まで踏み込むか悩む症例ではあるが，Group 4 を念頭に検索を進めた．再薄切を施行することにより，粘膜下に十分量の低分化型腺癌が認められた（c, d）．免疫染色でも，異型細胞は，cytokeratin（CAM5.2）陽性，p53 陽性であり，低分化型腺癌 Group 5 と確定した．噴門部癌の食道浸潤の例であった．

a, b：初回提出標本（b：a の□を拡大），c～f：再薄切標本（d：c の□を拡大）a～d：HE 染色，
e：Cytokeratin（CAM5.2）免疫染色，f：p53 免疫染色（倍率 a, c：50×, b：400×, d～f：200×）

III 癌の診断に至る過程：初回 Group 4 の場合

　Group 4 は，腫瘍と判定され，癌が疑われるが，確定に至らない病変である．高度異型腺腫と低異型度の高分化型腺癌との鑑別が困難な病変，癌と判断されるが腫瘍量がごく少量で癌の確定に至らない場合，挫滅が高度であるが癌細胞がごく少量認識される場合などが含まれる．

1 腺腫か癌かの鑑別が問題となる場合

　図5は，高度異型管状腺腫と低異型度の高分化型管状腺癌との鑑別が困難な病変である．核腫大を伴って増生する成分（図5a, ■部）と腸上皮化生（□および□）を伴って増生する再生腺管も混在する．異型細胞は，MUC5AC陰性（図5b），MUC6一部陽性（図5c）の幽門腺型細胞である．隣接する腸上皮化生腺管にも類似するがCDX2陰性（図5d）で腸型成分は認められない[5]．p53陽性（図5e）であるが，Ki-67（図5f）は再生腺管よりもかえって低値である．
　最終的には，高分化型管状腺癌 Group 5 と判断した．

2 組織量が乏しく癌の同定が困難な場合

　図6は，初回提出標本では十分量の腫瘍が同定できなかったが，深切り標本によって癌の存在が明らかとなった例である．図6aの左上（□部）では食道上皮下に粘液の貯留があり，内部には胞体に粘液を有する異型細胞が存在する（図6b，青矢頭）．癌は否定できないが，量的には非常に少なく判定しがたい．Group 4 相当と考えた．再薄切を施行することにより，粘膜下に十分量の低分化型腺癌が認められた（図6c, d）．免疫染色でも，異型細胞は，cytokeratin（CAM5.2）陽性（図6e），p53陽性（図6f）であり，低分化型腺癌 Group 5 と確定した．噴門部癌の食道浸潤の例であった．

　初回生検で，Group 2 あるいは Group 4 と判定された病変をさらに追加検索することで，癌の確定 Group 5 に至った症例について解説した．
　提出標本に変性や挫滅がある場合，十分な組織量が得られていない場合，十分な異型性が確認できない場合，腫瘍かどうかの鑑別が困難で Group 2 となったり，腫瘍は認識できるが癌との断定が困難で Group 4 となったりする場合がある．そのような場合，再薄切 HE 標本の作製あるいは免疫染色を施行することで，有益な情報が得られ確定可能な場合が少なからずある．臨床的に癌を疑っている場合は，再検を求める前に病理学的な追加検索をすることで，時間的・経済的にも有意義な結果が得られることが多いと考える．

文献

1) 日本胃癌学会：胃癌取扱い規約（第14版）．金原出版，東京，2010
2) Abe, M., Yamashita, S., Kuramoto, T., et al. : Global expression analysis of N-methyl-N'-nitro-N-nitrosoguanidine-induced rat stomach carcinomas using oligonucleotide microarrays. Carcinogenesis 24 ; 861-867, 2003
3) Soussi, T. : The p 53 tumor suppressor gene : from molecular biology to clinical investigation. Ann. N. Y. Acad. Sci. 910 ; 121-137 ; discussion 137-139, 2000
4) 小田義直：病理診断に役立つ分子生物学（第2部）病理診断医になじみのある疾患関連分子　CD34 解説編．病理と臨床　29 ; 146-147, 2011
5) 塚本徹哉：病理診断に役立つ分子生物学（第2部）病理診断医になじみのある疾患関連分子　CDX2（Caudal type homeobox 2）解説編．病理と臨床　29 ; 161-163, 2011

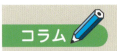

コラム　輪切りはこわい

春はアスパラガス収穫の時期である．俳句での季語は晩春．整然と色も形もそろったアスパラガスの束が並ぶ．すっとまっすぐに伸びた茎，茎に小さくぴったりとはりついた葉状枝，そして頭の方には形のよい花芽がつく．

アスパラガスは，南ヨーロッパから西アジアにかけて自生し，古代ローマでは食用や薬用にも使われていた．野生ではオランダキジカクシの別名のように大きく葉を茂らせ，芽出しのころは1日に10cmも伸びる．

アスパラガスは，ヒトと同じように雌雄異株であり，雄はXY染色体，雌はXX染色体をもっており，異なる株で受粉する．YYをもつ超雄性というのもあれば，自家受粉できる間性株というものある．

学名は，*Asparagus officinalis* var. *altilis*，語源はギリシャ語のasparagos（はなはだしく裂ける）．花言葉は「普遍，無変化，勝利，何も変わらない，我が勝利，敵を除く，耐える恋」などといくつもある．日光のもとでは緑色のグリーンアスパラガスが栽培できる，「普遍，無変化」のアスパラガスだが，日に当てないと白いホワイトアスパラガスに変化する．

アスパラガスを写真aのように並べてみると，グリーンアスパラガスもホワイトアスパラガスも茎から花芽方向への分化がみてとれる．ホワイトアスパラガスをゴボウに替えたのが写真b．上方への分化があるグリーンアスパラガスと上下であまり形が変わらないゴボウの差は一目瞭然である．

同様のことが胃組織でも言える．胃腺窩上皮も腸上皮化生腺管も縦切りに包埋されていれば，開口部（上方）への分化が見え，腫瘍との鑑別は比較的容易である（e）．腸上皮化生と腫瘍でも同様で，腫瘍では開口部まで異型細胞がつながっており良悪の判定は比較的容易である（f）．しかし，腺管が輪切りになるように包埋された場合，胃型の腺管と腸上皮化生腺管の差（g）よりも，腸上皮化生腺管と腺腫や低異型度の癌との差の方がわかりにくい（h）．

アスパラガスやゴボウも写真c, dのように輪切りにすると，どんな野菜かわかりますか？輪切りには気をつけたいですね．

参考資料
1) 青葉　高：日本の野菜文化史事典．2013, 八坂書房，東京
2) 奥田　實：野菜美 Beauty in Vegetables. 2014, 新樹社，東京

【図の説明】
図　方向による見え方の違い（右頁）
a：ホワイトアスパラガスとグリーンアスパラガス（縦置き）
b：グリーンアスパラガスとゴボウ（縦置き）
c：ホワイトアスパラガスとグリーンアスパラガス（輪切り）
d：グリーンアスパラガスとゴボウ（輪切り）
e：胃腺窩上皮腺管（黄色）と腸上皮化生腺管（青色）との境界
f：腸上皮化生腺管（青色）と癌腺管（ピンク）の境界．いわゆる癌のフロント
g：横切りになっても胃型腺管（黄色）と腸上皮化生腺管（青色）との境界は比較的明瞭
h：腸上皮化生腺管（青色）と低異型度腺癌（ピンク）との境界．全体像を見れば両者の鑑別は容易だが，横切り標本に腺底部が出た場合とくに判定困難である．
e～h：HE染色（倍率　e, f：200×, g, h：400×）

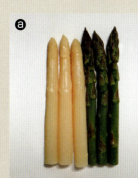
ホワイトアスパラガス＝正常胃腺窩上皮のつもり
グリーンアスパラガス＝腸上皮化生腺管のつもり

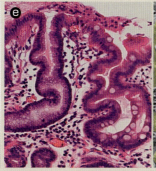

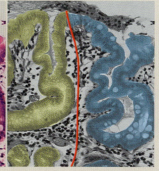
左が胃腺窩上皮（■），右が腸上皮化生腺管
（■），中央に境界（—）がある．

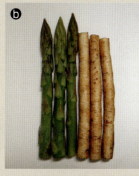
グリーンアスパラガス＝腸上皮化生腺管のつもり
ゴボウ＝癌のつもり

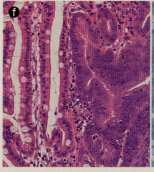

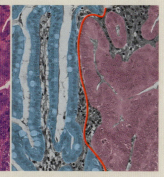
左が腸上皮化生腺管（■），右が癌腺管（■），
中央に境界（—）がある．

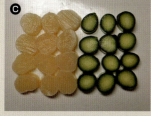
ホワイトアスパラガス＝正常胃腺窩上皮のつもり
グリーンアスパラガス＝腸上皮化生腺管のつもり

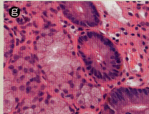

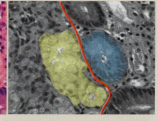
左が胃腺窩上皮（■），右が腸上皮化生腺管
（■），中央に境界（—）がある．これは境
界の同定は容易である．

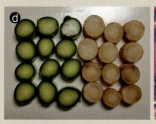
グリーンアスパラガス＝腸上皮化生腺管のつもり
ゴボウ＝癌のつもり

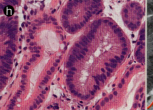

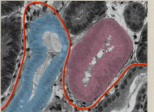
左が腸上皮化生腺管（■），右が癌腺管（■），
中央に境界（—）があるが，実際にはこの
部分だけで境界線を引くのは難しい．

6 Group 分類別の病理学的鑑別の実際
(4) 胃癌の組織診断と免疫組織学的分類 (Group 5)

Histological diagnosis and immunohistological classification of gastric cancer : gastric and intestinal phenotypes

POINT

- 胃癌取扱い規約やWHO分類は，形態的な分類を主としている．
- 免疫組織学的に，胃型・腸型あるいはその他の分化マーカーの発現を検討することで，新たな分類もなされてきている．
- 分子標的治療薬の適応を決めるコンパニオン診断 companion diagnostics の重要性が増してきている．

　本項では，胃癌の組織診断について概説する．3章で紹介した「胃癌取扱い規約」第14版[1]の胃生検組織診断分類（Group分類）のGroup 5に相当する．組織型は，組織形態学的な特徴によって分類されるが，その分化の方向性や機能的な側面については考慮されていない．本項では，形態とともに免疫組織学的な解析も加えて，胃癌の発生母地とその分化について概説したい．

I 胃癌の病理形態学的分類

　「胃癌取扱い規約」第14版[1]では，胃癌は，病理形態学的に**表1**のごとく分類される．切除標本の診断で複数の組織像が混在する場合は，量的に優勢な成分を診断名とする．大きく二つに大別する場合は，腺としての形態を保持している分化型と保持していない未分化型に分ける．前者には，乳頭腺癌や管状腺癌，後者には低分化型腺癌や印環細胞癌が含まれる．

　欧米の分類では，Lauren[2]の分類をもとに，分化型に intestinal type，未分化型に diffuse type という用語を使っており，intestinal type が腸型あるいは腸上皮化生を発生母地とするとの誤解や，あるいはその対比から diffuse type が胃型であるとの誤解を招いている．Lauren の原著では，diffuse type と so-called intestinal-type carcinoma に分類しており，とりあえず so-called とつけた intestinal-type が独り歩きしてしまっているのではないかとも思われる．

表1 胃癌の病理形態学的分類

		日本の組織型分類[*1]	欧米の分類[*2]
一般型	分化型	• 乳頭腺癌 Papillary adenocarcinoma (pap) • 管状腺癌 Tubular adenocarcinoma (tub) 　　高分化型 well differentiated type (tub1) 　　中分化型 moderately differentiated type (tub2)	Intestinal type
	未分化型	• 低分化型腺癌 Poorly differentiated adenocarcinoma (por) 　　充実型 Solid type (por1) 　　非充実型 Non-solid type (por2) • 印環細胞癌 Signet-ring cell carcinoma (sig) • 粘液癌 Mucinous adenocarcinoma (muc)	Diffuse type
特殊型		• 内分泌細胞癌 Endocrine carcinoma • リンパ球浸潤癌 Carcinoma with lymphoid stroma • 肝様腺癌 Hepatoid adenocarcinoma • 腺扁平上皮癌 Adenosquamous carcinoma • 扁平上皮癌 Squamous cell carcinoma • 未分化癌 Undifferentiated carcinoma • その他の癌 Miscellaneous adenocarcinoma 　　絨毛癌 Choriocarcinoma 　　癌肉腫 Carcinosarcoma 　　浸潤性微小乳頭癌 Invasive micropapillary adenocarcinoma 　　胎児消化管上皮類似癌 Carcinoma with enteroblastic differentiation 　　卵黄嚢腫瘍類似癌 Yolk sac tumor like carcinoma	

[*1]：胃癌取扱い規約（第14版）[1]，[*2]：Lauren, P.：Acta Pathol. Microbiol. Scand. 64；31-49, 1965[2]をもとに作表

Side memo

欧米の胃癌の分類

● 胃癌は，日本では形態あるいは構造から，高分化，中分化，低分化型腺癌，あるいは印環細胞癌のように分類されている．欧米では，Laurenの分類がよく用いられており，分化のよい腺管を形成するタイプをintestinal type，散在性に増生するものをdiffuse typeとしている．前者は，原著では，"so-called intestinal type"となっており，「腸上皮化生腺管の形態に類似の腫瘍」というつもりだったのではないかと思われるが，粘液形質などの胃型・腸型という分類とよく混同されている．

II 構成する細胞の分化をもとにした胃癌の分類

　1章で正常胃粘膜を構成する細胞，2章で腸上皮化生で出現してくる細胞の分化について概説した．胃癌細胞の分化もこれらに準じて分類できる（表2）[3]．形態的な分化型・未分化型という分類にかかわらず，分化マーカーの発現によって，大きく胃型胃癌，腸型胃癌に分類し，前者は，さらに腺窩上皮（表層

表2 胃腸分化マーカーによる胃癌の分類

胃型/腸型	分類	免疫染色	特殊染色
胃型胃癌 Gastric type	腺窩上皮型 Foveolar (surface mucous) cell type	• MUC5AC • Human gastric mucin	• Periodic acid schiff (PAS)染色
	幽門腺型 Pyloric gland cell type	• MUC6 • HIK-1083	• Ⅲ型粘液染色 (Paradoxical concanavalin A staining)
	胃底腺型 Fundic gland cell type (chief cell type)	• Pepsinogen ⅰ • MUC6 • RUNX3	
腸型胃癌 Intestinal type	吸収上皮型 Absorptive cell type	• Intestinal alkaline phosphatate • Villin • Sucrase • CD10 • CDX2	
	杯細胞型 Goblet cell type	• MUC2 • CDX2	• Alcian blue 染色

〔Tsukamoto, T., et al. : Gastric Cancer 9 ; 156-166, 2006[3]より改変・引用〕

粘液上皮）型，幽門腺型，胃底腺型に，後者は，吸収上皮型，杯細胞型に亜分類できる．次にそのいくつかを紹介する．

1　中分化型管状腺癌（胃腸混合型）

図1は，中分化型管状腺癌の1例である．粘膜内を比較的低異型度の円柱上皮細胞が，左右に癒合した形態を示しつつ粘膜内を増生しており，手つなぎ型胃癌，横這い型胃癌などとも呼ばれている（図1a）．表層では腺窩上皮型のMUC5ACが陽性で，粘膜深部では幽門腺型のMUC6が陽性であり，正常の粘膜の構築を模した上下方向の分化の方向性（organoid structureと呼ぶ）を維持している（図1b, c）．しかし，正常幽門腺（1章参照）と比較すると，両者の分布には大きなオーバーラップがあり，異常と判断される．また，杯細胞型粘液のMUC2，腸型転写因子のCDX2も陽性である（図1d, e）．胃型マーカーと腸型マーカーがともに陽性であることから胃腸混合型腺癌ともいえる[4]．Ki-67（MIB-1）免疫染色では，表層から2/3程度で不規則な陽性像がみられる（図1f）．

腸型の胃癌は，しばしば腸上皮化生をその発生起源とすると考えられているが，癌に隣接する粘膜の胃型・腸型マーカーを検索すると，必ずしも隣接する粘膜の分化と一致するわけではない[5]．スナネズミ胃発癌の実験でも，Helicobacter pylori 感染した場合のみ腸型の癌ができ，非感染群では全例胃型であっ

たことから[6]，発生した胃癌が炎症を背景に腸型に移行すると考えられる[7]．腸型マーカーを発現する胃癌は，胃型やヌル型（胃型・腸型マーカーの発現がないタイプ）よりも予後が良いことが報告されている[8]．

2 高分化型管状腺癌（胃底腺主細胞型）

図2は，胃底腺領域に発生した高分化型管状腺癌である．低異型度で，細胞質は好塩基性である．腺管は不規則な形態を示し，互いに癒合している（図2a）．免疫染色を施行すると，粘膜表層には，ほぼ正常のMUC5AC陽性の腺窩上皮が残っている（図2b）．腫瘍細胞の大部分は，胃底腺副細胞のマーカーであるMUC6強陽性であり（図2c），主細胞のマーカーであるpepsinogen Iは腫瘍の上方で中等度陽性，下部では弱陽性である（図2d）．また，上部では壁細胞のマーカーであるproton pump α subunitに陽性を示す（図2e）．正常胃底腺粘膜の細胞分化の分布を模した構造である．正常胃底腺[9]では，副細胞ではpepsinogen IIが陽性であるが，pepsinogen Iは陰性であり，腫瘍では，主細胞と副細胞の分化が渾然としている．

ラット[10]やマウス[11]を用いた研究では，その発生初期には，主細胞と副細胞の中間的な細胞が存在しており，原始主細胞と考えられている[12]が，本例においてもそのような未熟な分化を示している．

胃癌の癌抑制遺伝子として報告された*RUNX3*[13]は，胃癌において種々の分化マーカーの発現との比較から胃底腺への分化と相関していることが示されている[14]．

3 印環細胞癌（胃腺窩上皮型）

図3は，胃底腺粘膜内に発生した印環細胞癌の1例である．癌は，表層の腺窩上皮と深部の正常胃底腺の間を層状に広がっている（図3a, g）．免疫組織学的には，MUC5ACおよびMUC6陽性であり（図3b, c），胃型の胃癌である．ほかの胃底腺細胞のマーカーである，pepsinogen I，proton pump α subunitは陰性である（図3d, e）．粘膜内における癌細胞の分布と分化マーカーの発現がほぼ一致している例である．

Side memo

HER2/neu

- neuの名前は，化学発癌物質であるエチルニトロソウレアethylnitrosoureaで処理したラットに発生したneuro/glioblastomaから単離された癌遺伝子であったことに由来する．その後，EGFR（c-erbB-1）とアミノ酸配列で50%程度の相同性が明らかとなってc-erbB-2あるいはhuman EGFR-related 2（HER2）と呼ばれるようになった．チロシンキナーゼドメインtyrosine kinase domainに限れば80%が相同である．

図1 中分化型管状腺癌（胃腸混合型）

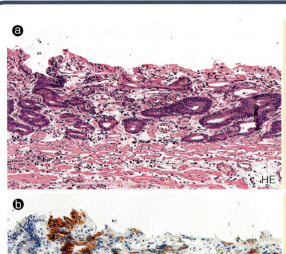

腸吸収上皮類似の腺管が粘膜内で横方向に流れるように増生している．手つなぎ型癌，横這い型癌という名前もある中分化型管状腺癌である．

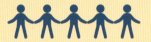

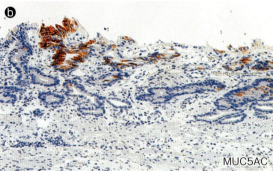

粘膜内腫瘍の開口部側でMUC5AC陽性の腺窩上皮型形質を示す．（■部）

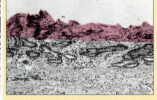

「開口部側：腺窩上皮-深部：幽門腺」という正常の分化傾向が残っている (organoid structure)

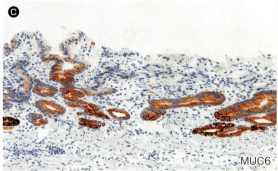

粘膜内腫瘍の深部でMUC6陽性の幽門腺型の形質を示す．（□部）

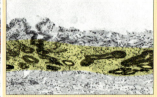

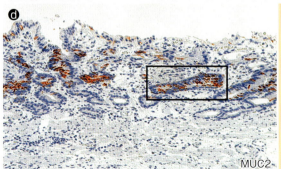

〈左図□部の拡大〉
腫瘍腺管の開口部より2/3程度でMUC2陽性の腸型粘液が出現している．

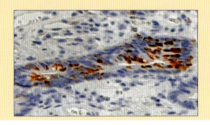

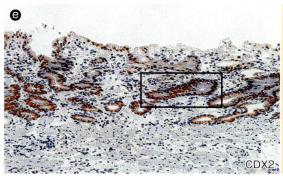

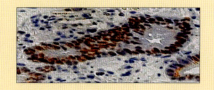

〈左図□部の拡大〉
CDX2 は腫瘍全体に出現
＝胃腸混合型のパターン

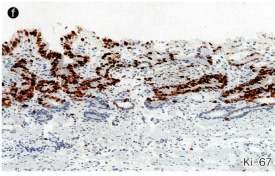

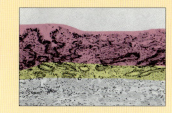

Ki-67 は最深部以外で陽性率が高い（■部）．胃腸混合型腸上皮化生腺管での増殖帯の位置と似ている．深部（■部）では Ki-67 陰性．

▶**臨床経過**：症例は 70 歳代，男性．胃前庭部前壁の 0-Ⅱa+Ⅱc 病変を ESD 施行．
▶**病理診断**：Moderately differentiated tubular adenocarcinoma（tub2）

▶中分化型管状腺癌（胃腸混合型）の 1 例である．粘膜内を比較的低異型度の円柱上皮細胞が，左右に癒合した形態を示しつつ粘膜内を増生しており，手つなぎ型胃癌，横這い型胃癌などとも呼ばれている．表層では腺窩上皮型の MUC5AC が陽性で，粘膜深部では幽門腺型の MUC6 が陽性であり，正常の幽門腺粘膜の構築を模した上下方向の分化の方向性（organoid structure と呼ぶ）を維持している．

しかし，正常幽門腺と比較すると，MUC5AC と MUC6 の分布には大きなオーバーラップがあり，異常と判断される．このような手つなぎ癌は腸型形質を示すことが多く，杯細胞型粘液の MUC2，腸型転写因子の CDX2 陽性である．胃型マーカーと腸型マーカーがともに陽性であることから胃腸混合型腺癌といえる．Ki-67（MIB-1）免疫染色では，表層から 2/3 程度で不規則な陽性像がみられ，最深部では Ki-67 陰性である．胃腸混合型腸上皮化生でも，同様に腺窩上皮最深部で幽門腺の直上に増殖帯があり，腺管構造の類似性が窺われる（2 章を参照）．

a：HE 染色，b：MUC5AC 免疫染色，c：MUC6 免疫染色，d：MUC2 免疫染色，e：CDX2 免疫染色，f：Ki-67 免疫染色（倍率 a〜f：100×）

図2 高分化型管状腺癌（胃底腺主細胞型）

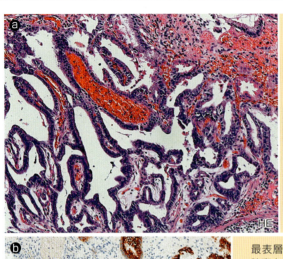

正常胃底腺主細胞類似の好塩基性の細胞が，やや大型の癒合傾向のある腺腔を形成して増生する．

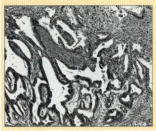

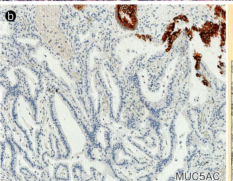

最表層にはMUC5AC陽性の腺窩上皮成分が残っている．

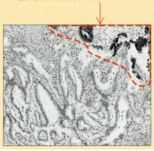

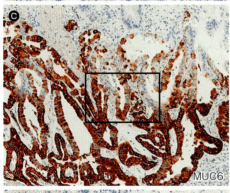

〈左図□部の拡大〉
腫瘍は主細胞と副細胞の両形質をもち，副細胞マーカーMUC6陽性である．

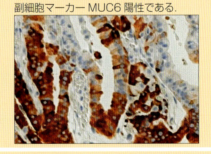

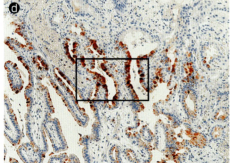

〈左図□部の拡大〉
腫瘍は主細胞と副細胞の両形質をもち，主細胞マーカーPepsinogen I 陽性である．

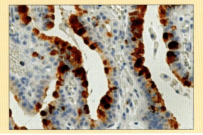

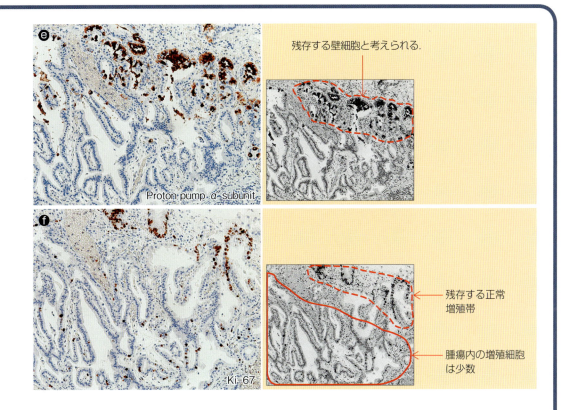

- ▶ 臨床経過：症例は70歳代，男性．胃穹窿部から胃体上部大彎のO-Ⅱa+Ⅱc病変をESD施行．
- ▶ 病理診断（胃癌取扱い規約に従った診断名）：Well differentiated tubular adenocarcinoma (tub1)

  病理診断（細胞分化からみた診断名）：Gastric adenocarcinoma with chief cell differentiation / Gastric adenocarcinoma of fundic gland type
- ▶ 胃底腺領域に発生した高分化型管状腺癌（胃底腺主細胞型）である．低異型度で，細胞質は好塩基性である．腺管は不規則な形態を示し，互いに癒合している．免疫染色を施行すると，腫瘍細胞の大部分は，胃底腺副細胞のマーカーであるMUC6強陽性であり，主細胞のマーカーであるpepsinogen Ⅰは腫瘍の上方で中等度陽性，下部では弱陽性である．
  粘膜表層には，ほぼ正常のMUC5AC陽性の腺窩上皮，proton pump α subunit陽性の壁細胞が残存している．正常胃底腺では，主細胞はpepsinogen Ⅰ陽性，副細胞ではMUC6陽性，pepsinogen Ⅱ陽性，pepsinogen Ⅰ陰性である．主細胞型胃癌では主細胞と副細胞の分化が渾然としている．

a：HE染色，b：MUC5AC免疫染色，c：MUC6免疫染色，d：Pepsinogen Ⅰ免疫染色，
e：Proton pump α subunit免疫染色，f：Ki-67免疫染色（倍率 a〜f：100×）

図3　胃底腺領域の印環細胞癌（胃腺窩上皮型＞幽門腺型）

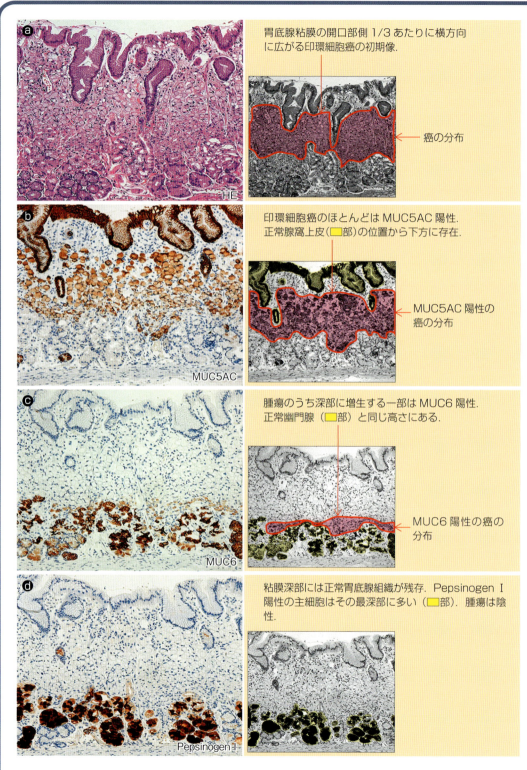

a, g：HE 染色, b：MUC5AC 免疫染色, c：MUC6 免疫染色, d：Pepsinogen I 免疫染色,
e：Proton pump α subunit 免疫染色, f：Ki-67 免疫染色（倍率 a～f：100×, g：200×）

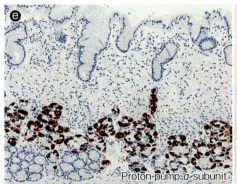
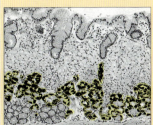

粘膜深部には正常胃底腺組織が残存．Proton pump α subunit 陽性の壁細胞（□部）は，最深部よりもやや浅い所に多い．腫瘍は陰性．

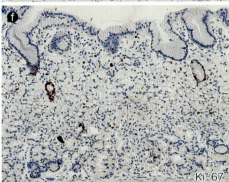
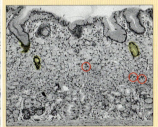

正常胃底腺での増殖帯の位置に一致して腫瘍の増生がある．残存する正常腺管（□部）が Ki-67 陽性となっている．腫瘍細胞の陽性像（○）は少ない．

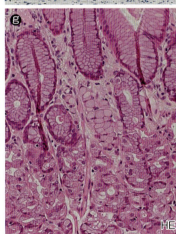
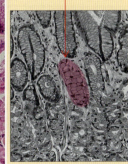

正常腺窩上皮と胃底腺に挟まれた増殖帯の位置に，印環細胞癌の *in situ* 病変が存在する．

▶**臨床経過**：症例は 40 歳代，男性．胃前庭部大彎の褪色調の 0-Ⅱb 型早期胃癌に対して ESD 施行．

▶**病理診断**：Signet-ring cell carcinoma（sig）

▶胃底腺粘膜内に発生した印環細胞癌の 1 例である．癌は，表層の腺窩上皮と深部の正常胃底腺の間を層状に広がっている．免疫組織学的には，腺開口部側 4/5 程度が MUC5AC 陽性であり，腺底部 1/5 程度が MUC6 陽性である．正常の腺窩上皮と幽門腺の位置関係と同様の分布をとる．胃型（腺窩上皮型＋幽門腺型あるいは副細胞型）の胃癌である．他の胃底腺細胞のマーカーである pepsinogen Ⅰ，proton pump α subunit は陰性である．粘膜内における癌細胞の分布と分化マーカーの発現がほぼ一致しているごく早期の印環細胞癌の症例である．

図4 二重癌：同時性異所性胃癌

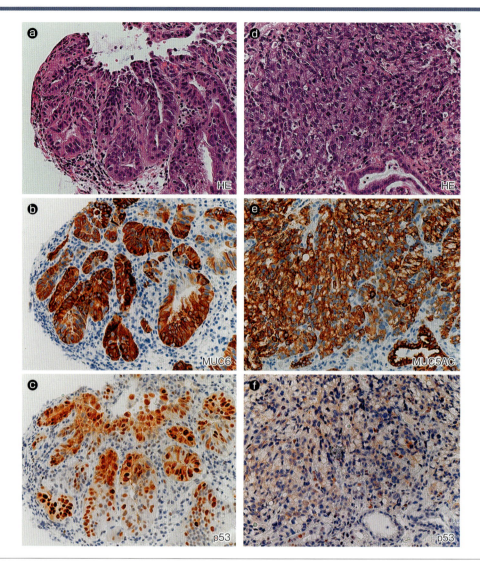

- ▶臨床経過：症例は70歳代，男性．胃体上部小彎後壁寄りの不整な周堤隆起を伴う潰瘍性病変から生検（d, e, f）．胃体上部小彎の発赤を伴う炎症性病変からも生検施行（a, b, c）．
- ▶病理診断：(a, b, c) Well to moderately differentiated tubular adenocarcinoma (tub1>tub2), group 5
  (d, e, f) Moderately to poorly differentiated adenocarcinoma (por1>tub2), group 5
- ▶同時性胃二重癌の症例である．左列（a～c）では，小型の腺腔を形成する高～中分化型管状腺癌がみられる．MUC6陽性の幽門腺型である．p53陽性であり，p53遺伝子変異による蓄積が示唆される．MUC5ACや他の腸型マーカーは陰性である．
  右列（d～f）では，別の部位に発生した篩状～やや充実性に増生する腺癌である．免疫組織学的には，MUC5AC陽性，MUC6陽性の腺窩上皮型と幽門腺型の混在する癌である．腸型マーカーやp53は陰性である．胃癌は，腫瘍内でも，多彩な像を示すが，本例では，形態および分化マーカーの発現の相違から同時性異所性胃癌と判断した．
  高～中分化型管状腺癌（幽門腺型）と中～低分化型腺癌（腺窩上皮および幽門腺型）の同時性異所性胃癌の症例であった．

a, d：HE染色，b：MUC6免疫染色，c, f：p53免疫染色，e：MUC5AC免疫染色（倍率 a～f：200×）

遺伝性に未分化型胃癌を発生する家系において，30〜40％は *E-cadherin*（*CDH1*）遺伝子の異常と報告されている[15]．腫瘍は，胃底腺領域に発生し初期には表層腺窩上皮と胃底腺の境界部の腺管内で増生し，その後に増殖帯を水平に広がるとされている[15]．非遺伝性の未分化癌でも *E-cadherin* 遺伝子の変異やメチル化が報告されており[16]，de novo の未分化癌の発生に胃底腺の増殖帯領域の細胞の E-cadherin の変異や発現異常が重要な役割を果たしていることが示唆される．

4 二重癌：高〜中分化型管状腺癌（幽門腺型）と中〜低分化型腺癌（腺窩上皮および幽門腺型）の同時性異所性胃癌

図4は，同時に別の部位に2カ所胃癌が発見された症例である．図4左列（a〜c）では，小型の腺腔を形成する高〜中分化型管状腺癌がみられる．MUC6陽性の幽門腺型である．p53陽性であり，*p53* 遺伝子変異による蓄積が示唆される．MUC5ACやほかの腸型マーカーは陰性である．図4右列（d〜f）では，別の部位に発生した篩状〜やや充実性に増生する腺癌である．免疫組織学的には，MUC5AC陽性，MUC6陽性の腺窩上皮型と幽門腺型の混在する癌である．腸型マーカーやp53は陰性である．胃癌は，腫瘍内でも多彩な像を示す[17]が，本例では，形態および分化マーカーの発現の相違から同時性異所性胃癌と判断した．

H. pylori 感染に伴う慢性炎症によって活性酸素などによる遺伝子異常やメチル化異常が蓄積されており，慢性萎縮性胃炎が進行した状態では，同時性あるいは異時性の胃発癌の素地ができている（field cancerization）[18]．

III 胃・腸分化マーカー以外の免疫組織学的分類

近年，多数の免疫組織化学用の抗体が開発されており，形態学的な診断を大きくサポートしている．そのなかには，分化の方向性を示すものから，実際の分子標的治療に用いられるものまで存在する．

1 HER2陽性高分化型管状腺癌

近年，進行・再発胃癌患者に対してトラスツズマブ trastuzumab（ハーセプチン® Herceptin）が保険適応となった．トラスツズマブ[19]は，受容体型チロシンキナーゼ HER2/neu 蛋白細胞外ドメインに結合し，抗体依存性細胞傷害作用（antibody-dependent cell-mediated cytotoxicity；ADCC）により抗腫瘍効果を発揮する[20]．したがって，HER2は細胞膜に局在していなければならず，細胞膜における発現の強さによって，0〜3+までスコアリングする．

図5 HER2 陽性高分化型管状腺癌（胃腸混合型）

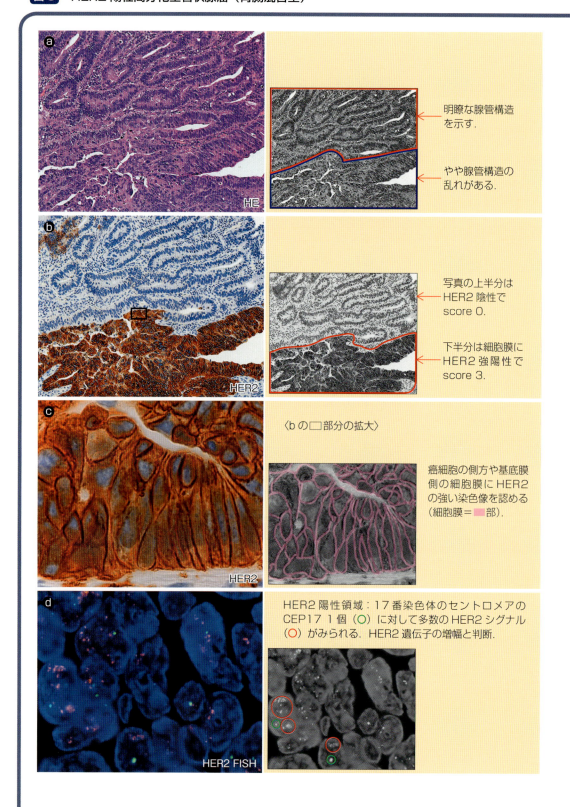

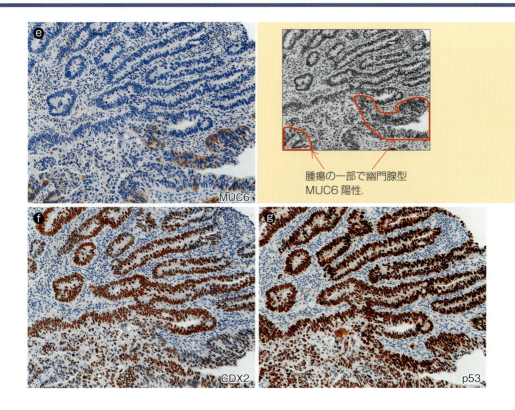

腫瘍の一部で幽門腺型 MUC6 陽性．

- ▶臨床経過：幽門輪上の 0-Ⅰ病変に対して ESD 施行．
- ▶病理診断：Well differentiated tubular adenocarcinoma (tub2), HER2 (3+)

▶本例は，癌の一部が HER2（3+）と陽性になった HER2 陽性高分化型管状腺癌の1例である．HER2 fluorescent *in situ* hybridization（FISH）では，CEP17（緑色シグナル，17番染色体セントロメア centromere 部分にある．染色体に1個である）に比較して，HER2/neu（赤色シグナル，17番染色体長腕に存在する）遺伝子の高度の増幅がみられる．胃癌の分化を調べると，HER2 陽性部位で少数 MUC6 陽性である．一方，CDX2 や p53 は，腫瘍全体で陽性となっている．
トラスツズマブ Trastuzumab（ハーセプチン® Herceptin）適応の症例である．トラスツズマブは，受容体型チロシンキナーゼ HER2/neu 蛋白細胞外ドメインに結合する抗体薬であるため，細胞膜に局在する HER2 にのみ作用する（細胞質や核に局在していてもトラスツズマブは効果を発揮できない）．したがって，HER2 免疫組織学的判定は，細胞膜における発現の強さによって，0〜3+ までスコアリングする．

a：HE 染色，b, c：HER2 免疫染色，d：HER2 FISH，e：MUC6 免疫染色，f：CDX2 免疫染色，g：p53 免疫染色（倍率 a, b, e〜g：100×，c：630×，d：1,000×）

図6 EBV 陽性胃癌

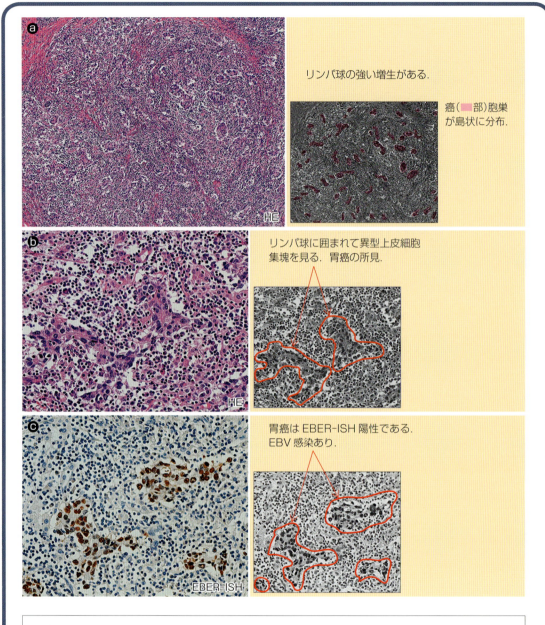

- ▶臨床経過：症例は 80 歳代，男性．残胃癌の症例．生検で低分化型腺癌との診断．
- ▶病理診断：Gastric adenocarcinoma with lymphoid stroma（Epstein-Barr virus associated gastric carcinoma）
- ▶癌細胞は小胞巣状あるいは索状の小集塊を形成し，癌細胞周囲に高度のリンパ球浸潤を伴っている．リンパ球浸潤癌 Carcinoma with lymphoid stroma あるいは Epstein-Barr virus（EBV）関連胃癌と呼ばれる特徴的な組織所見である．EBV encoded small RNAs（EBER）in situ hybridization（ISH）を行うと癌細胞に陽性となり，EBV 感染が確認される．

a, b：HE 染色, c：EBER-ISH（倍率 a：50×, b, c：200×）

図5は，癌の一部がHER2（3+）と陽性になった症例である．HER2 fluorescent *in situ* hybridization（FISH）では，CEP17（緑色シグナル，17番染色体セントロメアcentromere部分にある．染色体に1個である）に比較して，HER2/neu（赤色シグナル，17番染色体長腕に存在する）遺伝子のシグナル比が2.0以上の場合，陽性と判定する．本例ではHER2/neu遺伝子の高度の増幅がみられる（図5b〜d）．胃癌の分化を調べると，HER2陽性部位でMUC6陽性である（図5e）．一方，CDX2やp53は，腫瘍全体で陽性となっている（図5f, g）．

このような分子標的治療薬の適応を決定する診断をコンパニオン診断 companion diagnosticsと呼んでいる．標的とする遺伝子の発現，細胞内での局在，あるいは遺伝子異常の同定が近年ますます重要となってきている．

2　Epstein-Barr virus（EBV）陽性腺癌

図6は，癌細胞周囲に高度のリンパ球浸潤を伴っている．リンパ球浸潤癌 carcinoma with lymphoid stromaと呼ばれる特徴的な組織所見である．Epstein-Barr virus encoded small RNAs（EBER）*in situ* hybridization（ISH）を行うと癌細胞に陽性となり，EBV感染が確認される（図6c）．EBV陽性胃癌では，メチル化の促進[21]，胃型・腸型のマーカーの発現の減弱[22]が報告されている．また，予後は比較的良いとされている[23]．

胃癌の分化マーカーの発現を指標にした組織分類について概説した．胃型腺窩上皮マーカーと幽門腺型マーカーの発現を検討すると，正常粘膜では，両者の境界が比較的明瞭であるが，癌では，両者の分布に大きなオーバーラップがあり，腫瘍かどうかの判定に有用となることがある．また，今後，HER2をターゲットにしたトラスツズマブのような分子標的薬の開発がますます増えてくると考えられ，胃癌の形態学的分類のみならず，種々の免疫組織学的解析が重要性を増してくると考えられる．

Side memo

Epstein-Barr virus（EBV）

- EBVは，dsDNA（double strand DNA）からなるウイルスで，別名human herpesvirus 4（HHV 4）ともいう．胃癌のほかにも，バーキットリンパ腫，ホジキンリンパ腫，鼻咽頭癌など，多くの癌と関連がある．伝染性単核球症の原因でもある．診断には，Epstein-Barr encoded RNA 1（EBER1）の *in situ* hybridizationを用いる．

文献

1) 日本胃癌学会：胃癌取扱い規約（第14版）．金原出版，東京，2010
2) Lauren, P. : The two histological main types of gastric carcinoma : Diffuse and so-called intestinal-type carcinoma : An attempt at a histo-clinical classification. Acta Pathol. Microbiol. Scand. 64 ; 31-49, 1965
3) Tsukamoto, T., Mizoshita, T. and Tatematsu, M. : Gastric-and-intestinal mixed-type intestinal metaplasia: aberrant expression of transcription factors and stem cell intestinalization. Gastric Cancer 9 ; 156-166, 2006
4) Tatematsu, M., Tsukamoto, T. and Inada, K. : Stem cells and gastric cancer : role of gastric and intestinal mixed intestinal metaplasia. Cancer Sci. 94 ; 135-141, 2003
5) Mizoshita, T., Tsukamoto, T., Inada, K., et al. : Immunohistochemically detectable Cdx2 is present in intestinal phenotypic elements in early gastric cancers of both differentiated and undifferentiated types, with no correlation to non-neoplastic surrounding mucosa. Pathol. Int. 54 ; 392-400, 2004
6) Mizoshita, T., Tsukamoto, T., Takenaka, Y., et al. : Gastric and intestinal phenotypes and histogenesis of advanced glandular stomach cancers in carcinogen-treated, Helicobacter pylori-infected Mongolian gerbils. Cancer Sci. 97 ; 38-44, 2006
7) Tsukamoto, T., Toyoda, T., Mizoshita, T., et al. : Helicobacter pylori infection and gastric carcinogenesis in rodent models. Semin. Immunopathol. 35 ; 177-190, 2013
8) Mizoshita, T., Tsukamoto, T., Nakanishi, H., et al. : Expression of Cdx2 and the phenotype of advanced gastric cancers : relationship with prognosis. J. Cancer Res. Clin. Oncol. 129 ; 727-734, 2003
9) 北内信太郎，清水靖仁，柳岡公彦，他：ペプシノゲン－遺伝子構造，発現制御とメチル化，新しい分子種．臨牀消化器内科 17 ; 1543-1547, 2002
10) Suzuki, S., Tsuyama, S. and Murata, F. : Cells intermediate between mucous neck cells and chief cells in rat stomach. Cell Tissue Res. 233 ; 475-484, 1983
11) Kataoka, K., Takeoka, Y. and Furihata, C. : Immunocytochemical study of pepsinogen 1-producing cells in the fundic mucosa of the stomach in developing mice. Cell Tissue Res. 261 ; 211-217, 1990
12) Tsukamoto, T., Yokoi, T., Maruta, S., et al. : Gastric adenocarcinoma with chief cell differentiation. Pathol. Int. 57 ; 517-522, 2007
13) Li, Q. L., Ito, K., Sakakura, C., et al. : Causal relationship between the loss of RUNX3 expression and gastric cancer. Cell 109 ; 113-124, 2002
14) Ogasawara, N., Tsukamoto, T., Mizoshita, T., et al. : RUNX3 expression correlates with chief cell differentiation in human gastric cancers. Histol. Histopathol. 24 ; 31-40, 2009
15) Huntsman, D. G., Carneiro, F., Lewis, F. R., et al.: Early gastric cancer in young, asymptomatic carriers of germ-line E-cadherin mutations. N. Engl. J. Med. 344 ; 1904-1909, 2001
16) Machado, J. C., Oliveira, C., Carvalho, R., et al.: E-cadherin gene (CDH1) promoter methylation as the second hit in sporadic diffuse gastric carcinoma. Oncogene 20 ; 1525-1528, 2001
17) Ogasawara, N., Tsukamoto, T., Mizoshita, T., et al. : Mutations and nuclear accumulation of beta-catenin correlate with intestinal phenotypic expression in human gastric cancer. Histopathology 49 ; 612-621, 2006
18) Ushijima, T. : Epigenetic field for cancerization. J. Biochem. Mol. Biol. 40 ; 142-150, 2007
19) Robertson, D. : Genentech's anticancer Mab expected by November. Nat. Biotechnol. 16 ; 615, 1998
20) Kiessling, R., Wei, W. Z., Herrmann, F., et al. : Cellular immunity to the Her-2/neu protooncogene. Adv. Cancer Res. 85 ; 101-144, 2002
21) Ushijima, T. and Sasako, M. : Focus on gastric cancer. Cancer Cell 5 ; 121-125, 2004
22) Hirano, N., Tsukamoto, T., Mizoshita, T., et al. : Down regulation of gastric and intestinal phenotypic expression in Epstein-Barr virus-associated stomach cancers. Histol. Histopathol. 22 ; 641-649, 2007
23) Akiba, S., Koriyama, C., Herrera-Goepfert, R., et al. : Epstein-Barr virus associated gastric carcinoma : epidemiological and clinicopathological features. Cancer Sci. 99 ; 195-201, 2008

コラム 外か中か？

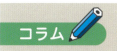

　ネギ属には非常にたくさんの種類の植物が含まれており，どれもが硫化アリルによって食べれば活力の源であると同時に匂いの素でもある．料理をする場合は涙の原因にもなる．タマネギやニンニクのように地面の中にある葉の一番下の大きな膨らみをもった葉鞘と呼ばれる部分を食べる野菜と，ネギやニラなどのように膨らみができず土の外まで全体を食べる野菜にわけられる（図1）．

　タマネギ（玉葱，*Allium cepa*）は中央アジア原産と考えられている．古代エジプト，ギリシャ，ローマでは紀元前から栽培されていたが，中国で普及しなかったため，日本への伝来が遅れた．江戸時代にようやく南蛮船で伝えられ，明治になってようやく国をあげて栽培に取り組み普及した．ネギ属の例に漏れず硫化アリルによる臭みと辛みがあるが，南ヨーロッパで主流の甘玉葱とアメリカや日本で一般的な辛玉葱にわけられる．日本の玉葱でうかつに南欧料理をまねると辛みに閉口することもある．

　ネギ（葱，*Allium fistulosum*）は中国西部から中央アジア原産と考えられている．欧米にも伝来したが，とくに日本で多く栽培されている．ネギの中でも，浅い耕地では京都の九条ネギのような葉ネギ，深い耕地では下仁田ネギのような根深ネギが栽培される．

　近年は，アライグマやイノシシが人里に出没したり，あるいは地面の下ではモグラがトンネルを掘って畑を荒らすこともあるようである．

　ところで，癌で活性化している癌遺伝子として，受容体型チロシンキナーゼ receptor tyrosine kinase がある（図2）．細胞膜上に局在し，受容体のある細胞外ドメインと細胞膜内のチロシンキナーゼドメインからなる．その一つが，HER2（human EGFR-related 2．neu，c-erbB-2 とも呼ばれる）である．17番染色体長腕に存在し胃癌でも増幅が認められることがある．

　また，同じく胃に発生する gastrointestinal stromal tumor（GIST）では，受容体型チロシンキナーゼの一種である *c-kit* の遺伝子変異と活性化が認められる．2個のキナーゼドメインや膜貫通領域に変異が好発する．

　近年，これらの受容体型チロシンキナーゼに対する分子標的治療薬の開発が著しい．HER2 に対して

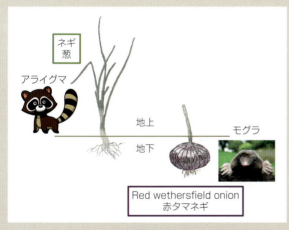

図1
左：葱．土の外の葉を食べる．〔参考資料3）p.8 の図を参考に改変〕
右：玉葱（葱頭）．土の中の膨らんだ葉鞘を食べる．〔参考資料2）p.82，葱頭 第四号のレッドウェザースフィールドの図を参考に改変〕

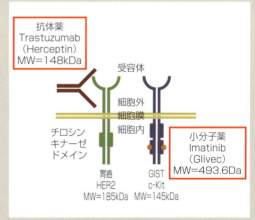

図2　受容体チロシンキナーゼと分子標的薬の標的部位の模式図
　Trastuzumab は HER2 の細胞外ドメインに，Imatinib は c-Kit の細胞質内チロシンキナーゼドメインに結合し効力を発揮する．分子量換算で Trastuzumab は Imatinib よりも約300倍も大きい．MW: 分子量

は，Trastuzumab (Herceptin®)，c-Kit に対しては Imatinib (Glivec®) が有名である．Trastuzumab は抗体薬であり，HER2 の細胞外ドメインに結合して効力を発揮する．分子量が大きく静脈内投与が必要である．一方，Imatinib はチロシンキナーゼドメインを阻害して不活化する小分子薬であるため内服が可能で細胞質の中まで入り込める．c-Kitは細胞内のどこにあっても問題とならないが，HER2 は細胞膜上にないと治療ができないのである．

　抗体薬はネギを荒らすアライグマ型，小分子薬はタマネギを攻撃するモグラ型ともいえるでしょうか．HER2 免疫染色では，地に足をつけてじっくりと細胞膜を見てくださいね！

参考資料
1) 青葉　高：日本の野菜文化史事典．2013，八坂書房，東京
2) 竹中卓郎 編：舶来穀菜要覧．葱頭．81-82，1885（明治18年2月），大日本農会三田育種場，東京（国立国会図書館 近代デジタルライブラリー info:ndljp/pid/839606）
3) 曽　槃，白尾國柱，他 編：成形圖説．ネギ．巻24，7-8，1804（国立国会図書館 近代デジタルライブラリー info:ndljp/pid/2546032）
4) 石川和宏：基本まるわかり！分子標的薬（第2版）．2013，南山堂，東京
5) Martini, M., Vecchione, L., Siena, S., et al.：Targeted therapies: how personal should we go? Nat. Rev. Clin. Oncol. 9；87-97，2011

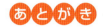
あとがき

　ある日，一瀬雅夫先生からお電話があった．胃の生検診断について Group 分類も踏まえて，『臨牀消化器内科』誌に連載をということである．いつも 1 回の依頼原稿にふうふう言っているのに，連載なんてできるのだろうか？　送っていただいた連載原稿サンプルには，1 年近く毎月欠かさず連載されていた方もいる．そのうち催促のお電話があり，では「Group 1～5 までなので，もう 1 回はまとめで合計 6 回にします」といういい加減な返事をしてしまった．要は快諾したのであるが，後悔先に立たず&後悔後を絶たず．いつものことである．

　いよいよ最初の〆切がせまって来た．初回は「胃粘膜の正常構造と細胞分化」と題し，胃の解剖や組織で何とか乗り切った．ほっとするのも束の間，すぐに次の〆切が来る．第 2 回は「*Helicobacter pylori* 感染・慢性胃炎・腸上皮化生」について記載した．これは研究でずっとやっていたことなので，わりと調子に乗ってまとめられた．2 回終わったところで「Group 1～5 までの 5 回＋もう 1 回」と言っていたのに気づいた．Group 分類のことはまだ何も書いていないのにあと 4 回となった．あとまだ 4 回もやらねばという思いと Group 分類 5 つをどう分けるか頭を悩ませた．そのうえ，『臨牀消化器内科』編集室の澤村玲子さんから，文末に「次回予告を入れて」とのお願いがあった．雑誌でもテレビ番組でも当たり前のように次回予告があるが，次回予告の大変さを思い知った．苦し紛れに「次回は腺腫について」と結んだ．第 3 回，まず新 Group 分類の概説と思ったが，第 2 回の時に「次回は腺腫」と言ってしまった．苦し紛れの折衷案で「胃生検組織診断分類 (Group 分類) の概要および腺腫性病変」とした．6 回ですべて網羅するためにもあまり細かくしてはいられないのでこのくらいはくっつけないと終わらない．第 4 回は「過形成性および再生性病変」，Group 1 病変である．HE 染色の写真だけで診断するような病変だが，いざ説明をとなると自分でもよくわかっていなかったのに気がついた．免疫染色をしてみると胃底腺ポリープでもさまざまな細胞からなっており新たな発見であった．残るは Group 2，4，5 である．第 5 回は「胃癌の肉眼分類，深達度，癌確定診断に至る過程」とした．胃癌の診断で日々苦労したことをそのまま記載した．最後の第 6 回に「胃癌の組織診断と免疫組織学的分類」として研究で行ってきた胃癌の研究のことも記載できた．

　自分でも 6 回もよくやったなとほっとしたのも束の間，またまた一瀬先生から，今度は連載を元に本にというお話をいただいた．本は読んだ事はあるが，書いたことはない．でも，一瀬先生からのお話では断れない．という訳で今回の話が始まった次第である．連載の原稿があるので，あまり深刻に考えていなかったが，やっぱり背表紙のある本にしたい．

　そんな折も折，2014 年 2 月に交通事故にあってしまった．右鎖骨などの骨折，右肺血気胸でいろいろなチューブに繋がれてしまった．頭は働いていた（と自分では思っていたが回りから見ると全然そうではなかったようである）ので，右腕がしばらく使い物にならなくなってしまったが，過去のメールを見返すと編集室の澤村さんに「がんばります」などという返事をしていた．まだ入院中であった．それからがリハビリの日々であった．日に日に少しずつは回復していたが，まったく仕事が進まない．原稿〆切も 10 月までに追加原稿をと言われていたのが，ついに年が明け，それでも遅々として進まなかった．事故から 1 年経ってようやく無理がきくようになり，今，やっと「あとがき」を書いている．終わりが見えてくると苦しかったことは忘れて，編集室　澤村さんとの楽しいやりとりが思い出されます．今は，次は何をしようかなと夢が膨らんでいる (^^)．

　最後まで読んでいただいた方，最後だけ読んでいただいた方，本当にありがとうございました．

2015 年 4 月，神田神保町 日本メディカルセンターの一室にて，塚本　徹哉

和文索引

※太字のページには病理組織像があることを示す

い

胃炎の定量的評価　37
胃型胃癌　114
胃型腺腫　82
胃型転写因子　36
胃癌
　――の深達度　52
　――肉眼型分類　47
　――病理形態学的分類　113
胃癌取扱い規約　41
胃癌の分類
　胃腸分化マーカーによる――
　　114
　欧米の――　113
異型細胞が少量の場合　53
胃小窩　13
胃生検診断フローチャート　54
胃生検組織診断分類　41
胃腺窩上皮型　115
胃腺窩上皮型＞幽門腺型　120
胃体部　11
胃腸混合型　114, 116, 124
胃腸混合型腸上皮化生　27, 32
胃底腺　13
　――を構成する細胞　15
　正常――　**22**
胃底腺型　114
胃底腺固有腺　13
胃底腺主細胞型　115, **118**
胃底腺粘膜　13
　――と増殖帯　14
胃底腺ポリープ　63, **66**
胃底腺領域
　――の印環細胞癌　**120**
　――の再生・変性との鑑別困難
　　例　**94**
　――の低分化型腺癌　**98**
胃底部　11
胃粘膜固有層　12
胃粘膜の構造　12, 13
胃の解剖　11
胃隆起性病変の肉眼分類　64
印環細胞癌　115, **120**

お

オルソログ　36
黄色腫　71, **76**

か

潰瘍再生上皮　65, **72**
潰瘍底肉芽組織内の癌　94, **100**
間質内の異型細胞　53, 61, **62**
管状腺腫　84
　――と再生異型の鑑別　**102**
　――と癌との境界病変　**86**
　軽度ないし中等度異型――　81
　高度異型――と高分化型管状腺
　　癌との鑑別　**104**

き

吸収上皮型　114

け

血清 H.pylori 抗体価　39
原始主細胞　16

こ

コンパニオン診断　127
抗 H.pylori 免疫染色　24, 40
高分化型管状腺癌　96, **104**, 115, **118**
　――, 高異型度　**60**
　――, 低異型度　**60**
　――と高度異型管状腺腫の鑑別
　　104
極性の乱れ　58, 60
固有筋層　12

さ

再生異型　65
　――と腺腫の鑑別　96
　――と腫瘍の鑑別困難例　93
再薄切標本　53, 56, **108**
細胞の異型性　**62**
細胞分化　22
残胃過形成性上皮　65
残胃炎　74

し

主細胞　15, 16
受容体型チロシンキナーゼ
　110, 123
消化管ポリポーシス　64
漿膜　12
漿膜下層　12
神経内分泌細胞　20

す

迅速ウレアーゼ試験　39

せ

腺窩上皮　13, 15, 114
腺窩上皮型過形成性ポリープ
　64, **68**
腺窩上皮型腺腫　83, **88**
腺管の異型性　53, 55
　――の判定　58
腺腫と癌の鑑別　**108**
腺腫と再生異型の鑑別　95
前庭部　11

そ

組織量が乏しく癌の同定が困難
　108

た

縦切り包埋　129

ち

中分化型管状腺癌　114, **116**
腸型胃癌　114
腸型管状腺腫　84
腸型腺腫　81
腸型転写因子　36
腸上皮化生
　――腺管　**60**
　――の分類　27
　胃腸混合型――　27, 32
　腸単独型――　27, **34**
　慢性萎縮性胃炎と――の進展
　　36

て

低異型度管状腺癌疑い　82
低分化型腺癌　61, **98, 100, 106**
手つなぎ型胃癌　114

と

同時性異所性胃癌　122, 123

に

肉眼像
　手術検体の――　50
　粘膜切除検体の――　48
二重癌：同時性異所性胃癌
　122, 123
尿素呼気試験　39

ね

粘膜下層　12
粘膜筋板　12

は

杯細胞型　114

ひ

表層粘液上皮細胞　13

ふ

フロント形成　55
深切り標本　53
　──によって癌の存在が明らか
　　となった例　106
副細胞　13, 15
分化マーカー　114
　──の発現パターン　23
噴門部　11

噴門部癌の食道浸潤　107

へ

壁細胞　15, 16
　──過形成　71

ほ

ポリープの組織分類　63
ポリープの肉眼分類　63

ま

マーカー　23, 114
慢性胃炎　30
　──と *H.pylori* 感染　26, 28
慢性萎縮性胃炎と腸上皮化生の進
　展　36

め

免疫染色　108
　──の色素　18

や

山田分類　63, 64, 65

ゆ

幽門腺　17
　──細胞の増殖と分化　19
　──粘膜　17, 18
幽門腺型　114
　──腺腫　83, 90
幽門輪　11

よ

横這い型胃癌　114

わ

輪切り包埋　129

欧文索引

A

absorptive cell type　114
Alcian blue　24
antrum　11

B

bacillary form　25, 26
body　11

C

cardia　11
CD10　23, 24
CD34　24
CD68　24
CDX2　23, 24
c-erbB-2 → HER2 を見よ
chief cell　16
chromogranin A　20, 23, 24
c-kit　110
coccoid form　25, 26
companion diagnostics　127
Cronkhite-Canada 症候群　64, 70

cyclooxygenase-2(COX-2)　69
cytokeratin(CAM5.2)　24

D

diffuse type　112

E

EBER-ISH　24
Epstein-Barr virus(EBV)　127
　──陽性胃癌　126, 127

F

field cancerization　123
foveolar epithelium　13
foveolar(surface mucous) cell
　type　114
foveolar-type adenoma　83, 88
fundic gland　13
fundic gland cell type(chief cell
　type)　114
fundic gland polyp　63, 66
fundic mucosa　13
fundus　11

G

G cell　20
gastric pit　13
gastric type　114
gastric-and-intestinal-mixed in-
　testinal metaplasia(GI-IM)　27
goblet cell type　114
Group 分類　41
Group 1　42, 63
Group 2　42
　初回──　93
Group 3　43, 81
　初回──　95
Group 4　43
　初回──　108
Group 5　43, 112
Group X　42

H

HE 染色　14
Helicobacter pylori(*H. pyroli*)
　25

──の棲息環境 25
──感染 69
血清──抗体価 39
抗──免疫染色 24, 40
HER2 24, 110, 115, 123
　　──陽性高分化型管状腺癌
　　　123, **124**
HER2/CEP17 FISH 24
HER2/neu 24
hyperplastic polyp, foveolar type
　64, **68**

I
imatinib 111
intestinal type 114
　so-called── 112

K
Ki-67 24, 55

M
MUC2 23, 24
MUC5AC 13, 23, 24
MUC6 13, 17, 23, 24
mucosa 12
mucous neck cell 13
muscularis mucosae 12
muscularis propriae 12

N
neu → HER2 を見よ

O
ortholog 36

P
p53 24, 55
parietal cell 16
parietal cell protrusion/oxyntic
　cell hyperplasia 71
　　PPI による── **78**
PAS 染色 18
pepsinogen I 16, 23, 24
pepsinogen II 16, 17, 23, 24
peptic cell 16
periodic acid Schiff(PAS) 24
Peutz-Jeghers 症候群 64
primitive chief cell 16
proton pump α subunit
　16, 23, 24
pyloric gland 17
pyloric gland cell type 114
pyloric mucosa 17
pyloric-gland adenoma 83, **90**
pylorus 11

R
rapid urease test(RUT) 39
receptor tyrosine kinase 110

S
serosa 12

so-called intestinal-type 112
solely-intestinal-type IM(I-IM)
　27
SOX2 23, 24, 36
stomal gastritis **74**
submucosa 12
subserosa 12
surface mucous cell 13
suspicious of tubular adenocarci-
　noma 82, **86**
synaptophysin 20

T
trastuzumab 111, 123, 125
tubular adenoma 81, **84**

U
updated Sydney system 37
urea breath test(UBT) 39

V
Vienna classification 41, 45
villin 24
vimentin 24

X
xanthome 71, **76**

著者プロフィール

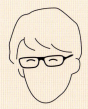

塚本徹哉　Tetsuya Tsukamoto, MD, PhD

藤田保健衛生大学医学部病理診断科Ｉ准教授

1987年三重大学卒．理化学研究所筑波ライフサイエンス研究センター真核生物研究室で研修．1991年より愛知県がんセンター研究所免疫学部，Dana-Farber Cancer Institute, University of California, Berkeleyにて癌の分子生物学的解析を行う．1997年より，愛知県がんセンター研究所腫瘍病理学部にてヒト検体や実験動物を用いた実験病理的解析に従事．藤田保健衛生大学医学部第一病理学，三重大学大学院修復再生病理学教室を経て，2011年より現職．

基礎から学ぶ 胃癌の病理
胃粘膜の正常構造・分化に基づいた胃生検診断（Group分類）へのアプローチ

2015年5月1日　第1版1刷発行

著　者　塚本　徹哉
発 行 者　増永　和也
発 行 所　株式会社 日本メディカルセンター
　　　　　東京都千代田区神田神保町1-64（神保町協和ビル）
　　　　　〒101-0051　TEL 03（3291）3901（代）
印 刷 所　三報社印刷株式会社

ISBN978-4-88875-278-7
©2015　乱丁・落丁は，お取り替えいたします．

本書に掲載された著作物の複製・転載およびデータベースへの取り込みに関する許諾権は日本メディカルセンターが保有しています．

[JCOPY] <(社)出版者著作権管理機構委託出版物>
本書のコピーやスキャン等による無断複製は著作権法上での例外を除き禁じられています．複製される場合は，そのつど事前に，(社)出版者著作権管理機構（電話 03-3513-6969，FAX 03-3513-6979，e-mail：info@jcopy.or.jp）の許諾を得てください．